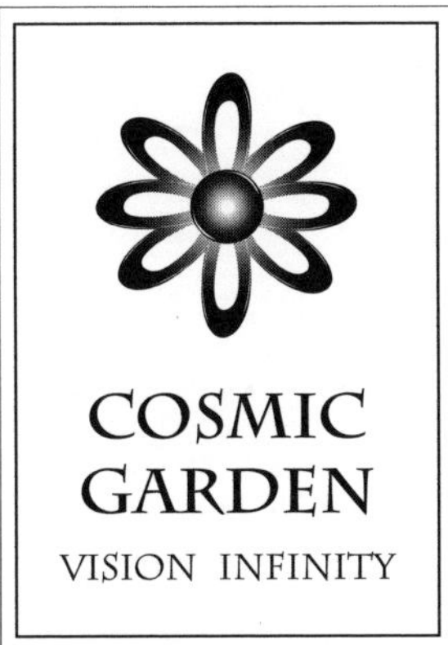

The Portal to Cosmic Consciousness

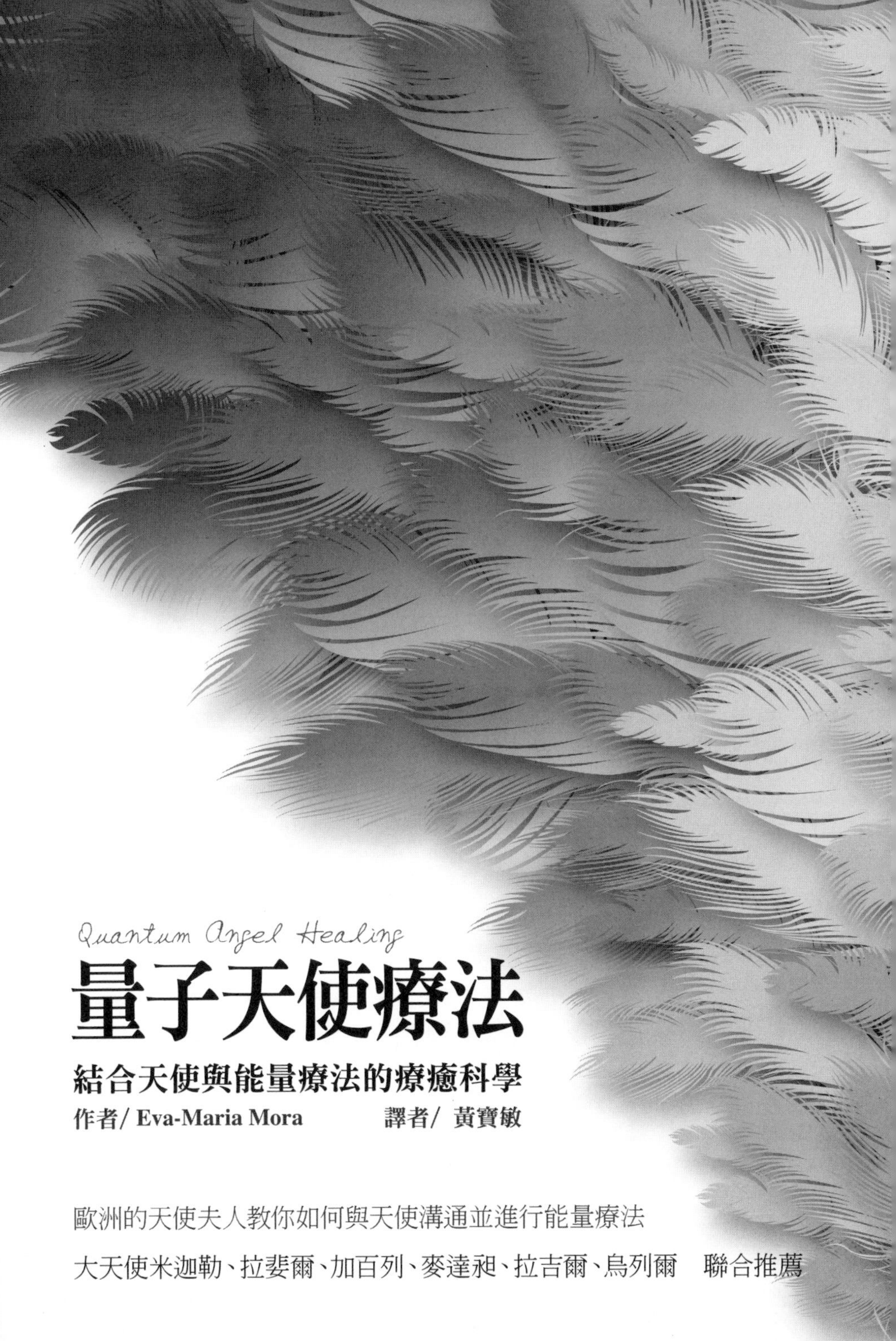

Quantum Angel Healing
量子天使療法
結合天使與能量療法的療癒科學
作者/ Eva-Maria Mora
譯者/ 黃寶敏
歐洲的天使夫人教你如何與天使溝通並進行能量療法
大天使米迦勒、拉斐爾、加百列、麥達昶、拉吉爾、烏列爾　聯合推薦

園丁的話

我相信神，相信天使，
相信祂們的存在與恩典。

我相信療癒，相信奇蹟，
相信這一切都是源自我們內在的神聖力量。

一直以來，宇宙花園在做的，
就是提醒讀者取回自己的力量。
每一本書，也都是帶著協助讀者認識自己靈魂力量的意圖。

這本書，邀請你與天使們同行，
發現並相信自己內在的療癒力，
攜手與天使共同療癒生命中的傷痕。

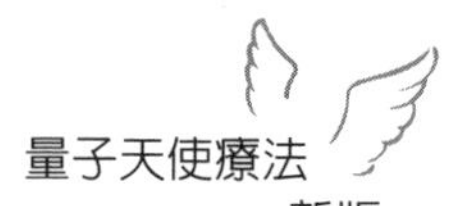

新版序

記得十多年前引介這本書時，絕大多數的讀者對天使學和量子力學尚未有基礎的認識。經過了這些年，台灣身心靈圈發展蓬勃，然而整體趨勢卻似過於名利導向，且不少投入者喜以虛妄浮誇之詞吸引關注和流量。

想藉此書再版之際，提醒有緣者，每個人都有心靈能力，但不是每個人都可在短時間內成為靈療者或以此為業。從事身心靈工作需要某程度的天賦，需要良善的意圖，更需要時時自省的能力與一個謙卑及利他的心。

《量子天使療法》是一本重要的工具書，書裡的資訊不僅是療癒者所需要的，對於有興趣了解和親近天使，願意開放自己和神聖存在合作的任何一位讀者來説，你們的生活也都能因此受益。

願我們都與天使結盟

園丁　二〇二三年六月

目錄 Quantum Angel Healing

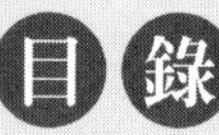 Quantum Angel Healing

謝辭

謝謝我的兒子
他以無條件的愛和美好的光
在我艱難的時刻支持著我
沒有他，就不會有這本書的誕生
我感謝所有以愛和耐心支持我的人類與神聖幫手
我謝謝我所有的學生和未來將看到這本書的讀者
你們會爲這個世界帶來更多的療癒

特別感謝：
Dolores Saternus-Stenner, Michael Mora, Gerd Geselle, Cora Hughes, Gisela Arenas

作者序

人類所問的最重要問題就是關於他們的源頭。在人類的進化過程中，人們迷失在他們自創的幻相裡。生命就像鏡中的海市蜃樓，反映了部分的我們，卻不允許我們看清自己的眞貌。

我們爲發生的問題和疾病尋找解答及療癒，我們把希望放在身邊可能有答案的人身上。我們也責備別人，爲自己悲慘的境遇找藉口。我們叫喊：「要是我有個好過一點的童年……」或是「如果我的配偶能對我好一點……」。我們認同自己所扮演的角色，也帶著相應的面具。我們認同自己是一家之主、老師、治療師、家庭主婦、藝術家、員工、失業者、退休人士、俱樂部會員、教會成員、病人、先生、妻子、母親和父親……但是，這些眞的是我們嗎？

不，這些只是我們扮演的角色。在我們所戴的面具後頭，隱藏了我們的恐懼和痛苦。年復一年，這樣的生活只導致失望和甚至更多的苦痛，這一切最終發展成了疾病與困難的生命處境。

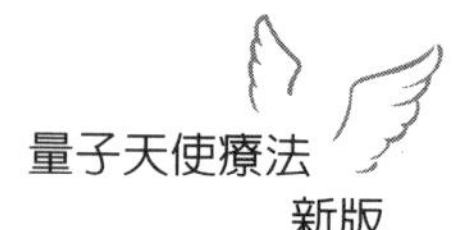

這些隱藏在面具後的痛苦與煎熬，透過我們的身體和情緒表達。這個埋藏著痛苦根源的層次，比我們受傷的感受或創痛經驗和疾病的層次要來得更深；這一切痛苦的根源是來自我們的信念——相信我們與彼此分離，相信我們與眞我和上帝分離。這個信念系統滋生出強烈的深層恐懼；所有的負面情緒也由此衍生。我們每個人因此都負有與內在的**神**的力量重新連結，並且記起自己眞正是誰的責任。

桂格布萊登（Gregg Braden）在《上帝的密碼》（*The God Code*）乙書有系統和科學地證實了我們的DNA，我們的基因都編有「神性的密碼」，因此每個人在他身體裡的每個細胞都帶有神的力量。而那是一種什麼樣的力量？那就是**愛**的力量。愛能產生宇宙最高的治療振頻——一個所有問題都能被解答，所有疾病皆能痊癒的神性頻率。

你或許會對我在書裡要分享的一些訊息感到抗拒，這是正常的。就像上瑜珈課，一開始要做些對你來說很不平常的動作，你做的肢體伸展也可能比預期來得多。同樣地，你在這本書會發現對你而言可能是新奇且不尋常的資訊、洞見與練習。然而，我從我的靈性老師若爾（Zohar）所學到的第一課，就是站在鏡子前看入自己的雙眼，然後對自己說：「我就是神所賜予的力量」。如果你能夠很自在地說出這句話，並且很自然地感受到那在你心裡的神的愛，你就已經找到了一個能治癒所有疾病並掌控一切危機的神奇處方。

你可以說：「我就是神所賜予的力量，我是健康的。」或者「我就是神所賜予的力量，我是快樂和自由的。」如果你在任何時刻和情境下都能處在神性意識——對自己和萬有一切無條件的愛的能量裡——那麼你不再需要任何東西。因你將如同耶穌、佛陀或其他靈性上師般開悟。如果你——像我們多數人一樣——傾向忘了自己眞正的身份，然後發現自己有著一堆問題與疾病，那麼本書所解釋的療癒方法將對你很有幫助。

透過書中的方法，你也將找到你內在那個具有宇宙創造力的療癒者。這個內在療癒者能夠跟天使溝通，並爲你和他人提供偉大的服務。尤其當我們正面臨艱難與改變的時刻，眼前有著許多具挑戰性的情勢，能夠自助並且幫助家人和朋友是很重要的。

由於地球在二〇一二會來到一個宇宙循環的終點，這只在每兩萬六千年才發生一次，許多人質疑這是否意謂著我們正面臨覺醒的年代或我們所知的世界末日。聖經裡提到啓示錄的時間。馬雅年曆預言二〇一二是地球一個紀元的結束。其他原住民文化，像是霍皮族或毛利人，他們也同樣預言二〇一二標示著這個星球歷史上的關鍵轉變。沒有人確實知道二〇一二等待我們的是什麼，但是，現在比起過去所有時刻，我們都更需要

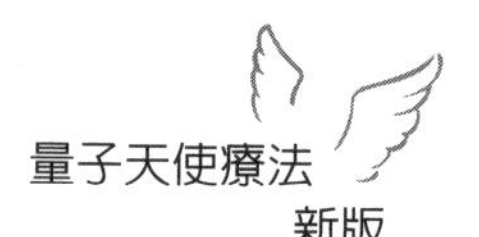

讓自己準備好去面對任何艱困的生命處境或疾病。

好消息是，我們每個人都能使用並加強雙手的自然療癒能量，用它來療癒自己並且支持別人的自我療癒。知道我們每一個人都能跟天使溝通也很令人寬慰。這些絕非罕見的天賦，反而是與生俱來的自然能力。儘管這些天賦大多處於休眠狀態，我們要做的只是喚醒和接通它們。

宇宙的生命力能量在不同文化有不同的稱謂。中國人稱爲「氣」（chi），日本人說「氣」（Ki），印度人稱「普拉那」（prana），德國人則稱「生命的氣息／呼吸」（odem of the life）。透過某些呼吸和靜坐冥想技巧的幫助，人們有可能產生一個高頻能量場並連接到更高階的能量場域。一個人的頻率越高，就越容易跟天使建立起一個可以識別的連結。在這本書裡，我也會說明天使的能量是如何透過量子天使療法施行者的雙手傳遞到個案身上。

在《量子觸療：療癒的力量》（*Quantum Touch-The Power to Heal*）乙書中，作者理查高登（Richard Gordon）解釋了能量療癒的基礎理論。我曾跟理查學習了幾年，也成爲美國最早的量子觸療指導者之一。後來我把這個療法引介到歐洲並教導了許多基礎工作坊，我因此聽到越來越多的學生對我說他們在我的班上看見天使；天使在他們進行基礎能量工作練習時給予協助。雖然我可以看到天使並聽見祂們的訊息，基於尊重量子觸療的課程，我並沒有跨界去討論天使和其它領域。

無論如何，所有不同的療癒方式，不論它們的名稱是什麼，能量療癒的基本原理都是眞實且有效的。這純粹是因爲宇宙的共振法則使得能量場互相調適；這個現象發生在次原子，也就是量子物理的層次，而宇宙的每個人和每個粒子都依此作用。

理查在他的書裡說明，共振原理能夠被清楚地觀察：如果我們把幾個大型的古董掛鐘排列在同一面牆上，雖然原本各個鐘擺的擺盪並不一致，但不出數日，全部的鐘擺會規律地朝同個方向一起擺動。在這個例子裡，能量是透過那面共同的牆傳送。換言之，若兩個系統以不同的頻率振動，共振的力量會傳遞彼此的能量。透過稱爲誘導作用（entrainment）的現象，兩個類似調頻的系統會調和它們的律動和能量，因此最後整齊地以相同的頻率振動。這個概念也被運作在兩個不一致的生物系統並用在治療的用途。但要注意，當兩個人或物在不同的頻率振動時，會有三種可能的結果。透過共振和誘導現象，若不是較低的頻率上揚，或較高的頻率降低，就是兩者在中間會合。

在量子天使的療程中，能量療癒的目標是藉由施行者的雙手，將承受痛苦的個案頻

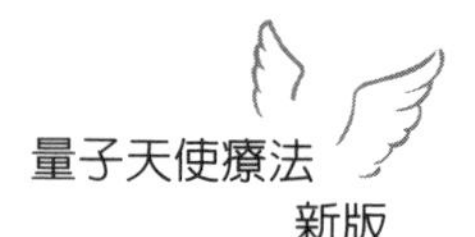

牽提升到高能量的層次。這個高階能量的來源並非施行者的生命力能量，因爲這會使他的能量枯竭，甚至導致不適。量子天使療法施行者的能量來源是透過天使所傳送的無限的**神性的愛**。施行者和個案是與高頻的能量源頭共振。

量子天使療法的內涵遠遠超過能量療癒的部份，雖說單是透過能量運作，我就已見證許多奇蹟在眼前發生。但是，如果人們沒有因此痊癒呢？如果有什麼防礙了他們的療癒？究竟是什麼導致疾病或困難的生命處境？這些是我問上帝和天使的問題。祂們回答了我，而這片遺失的拼圖不曾在我過去所學或執行過的任何療法出現過。

天使們解答了我的問題並告訴我一個很棒的方法。祂們以深奧的智慧，對我顯示如何以特定的冥想、觀想以及藉由清除舊程式與信念系統來轉化有害的情緒能量，並因此產生持久的療癒。

在量子天使療法的世界，有太多太多可以體驗的東西，它遠遠超乎了我的想像。天使是量子物理的專家，我的個案所面對的各種問題、疾病、困難和挑戰，祂們都有解答。有了祂們的協助，瞭解這個工作的科學面以及辨識並轉化問題的眞正原因就變得容易許多。對我來說，我很清楚自己收到了一份特別的禮物：我注定要與人們分享一個新的療癒方式，一個新的範例。

以前的醫學所運用的工具（第一個時期是藥物與手術；第二個時期是身心醫學）缺乏對實相的深入瞭解與整合，他們不明白科學與靈性其實是同一個銅板的兩面。天使們向我說明第三個時期的醫學將結合科學家所稱的量子物理的基本概念：

1. 觀察者效應：測量或觀察一個物體的行爲會深刻地改變它的狀態。事實上，觀察者創造了他本身的實相。
2. 量子糾纏：在量子實體上，一個粒子的特性會自動且瞬間地決定了另一個粒子的相應特性（這與它們之間的距離無關）。具領導地位的科學家們相信，這些量子訊息的管道就是我們的細胞彼此之間溝通的方式。這些發現如今已被運用在量子計算上。
3. 非定域性：非定域性的心智（意識）能夠在無限的時空裡傳遞與接收另一個人的訊息。

第三時期的醫學應用了這些原理去執行遠距療癒、直覺式診斷、靈視力、心電感應、能量療癒和禱告。它並且超越了肉體的死亡，在過程中整合非肉身的協助者（譬如天使）。量子天使療法是醫學上第三個時期的新方法，它提供了與非肉眼可見的世界的合作工具，並解釋了如何加速生活中各個層面的療癒與轉化。

當歐洲的藍燈書屋出乎我意料地找我寫一本關於我的工作的書，我分享量子天使療法的使命也因此變得非常清楚。在此之前，我完全沒有這個想法。這本《量子天使療法》在歐洲成了暢銷書。我教導了許多人如何與他們的天使接觸和溝通，以及如何接通神聖母體（divine matrix）——宇宙的資料庫，一個量子的場域——凡是跟健康和困難情境有關的所有答案都可以在此找到，而且沒有任何時間和空間的限制。

天使們教導，如果我們經驗到任何不平衡，我們可以透過「天使呼吸法」與祂們連結，並運用「天使療癒處方」重新安排量子現象而恢復健康。要能有效轉化潛伏在不健康狀態下的情緒、想法、模式與程式，確實需要一個較高的神聖能量源頭，而這個神聖源頭和神的力量可以在我們每一個人的內在找到：量子天使療法的施行者只是引導療癒能量的管道，病人才是眞正的療癒者，而天使則是我們「天界的醫生」。

歐洲的藍燈書屋在過去這些年出版了許多我的書和探討轉化主題的ＣＤ。現在，我衷心地與我熱愛的第二故鄉——美國——以及世上其他地方的讀者分享這本書。

第一部　理論與實作

我們這時代最嚴重的疾病，
就是不被需要、不被愛和被遺棄。

——德蕾莎修女（西元1910-1997）
貧病者愛的大使、諾貝爾和平獎得主

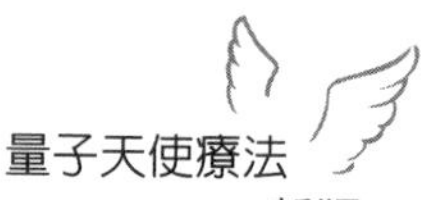

第一章　設定清晰的意圖

要打破一個既有的成見，比摧毀一個原子還難。

——愛因斯坦（西元1879-1955）
德國物理學家、諾貝爾和平獎得主

在每個療程開始的時候，我們必須先設下一個清晰的意圖。你會在第31頁看到設定意圖的方法。天使療法的施行者在協助個案設定意圖之前，有必要詢問一些跟個案背景有關的問題。這會幫助個案變得較為覺察，他們因此能瞭解問題或疾病發生的可能原因。

以下的這個問題可能會出乎他們意料，有時也會引起新個案的抗拒，但它的效果確實令人吃驚。

「這個問題或疾病對你有什麼幫助？」

有些個案可能會封鎖答案，很自然地回說：「沒有幫助！」因爲他們沒有察覺到他們自己的創造。無論如何，對個案來說，壞消息是他們自己創造了這個情況——即使他們並不瞭解或無法理解。好消息是，在量子天使療法的療程期間，導致問題發生的眞正原因將變得顯而易見。

我記得十五年前的一個療程。那時我並沒有一開始就問這個重要的問題。六十歲的安娜跟我約了要做能量療癒。她的兩隻手因爲疼痛，工作時非常困擾。每天她只要坐在電腦前，打字的手指一移動，她就痛得淚漣漣。她相信這麼痛是關節炎的緣故。

在對她進行了二十分鐘的療程後，痛楚消失，她也似乎很開心。十天後她再度來電，抱怨手痛又回來了。她約了另一次療程，這次天使指引我問安娜：「這個情況或症狀對你有什麼幫助？」

安娜告訴我，她在這家大型保險公司工作了二十五年。她的職責是把發生車禍的個案資料輸入電腦。安娜是直覺型的人，她可以感受到傷者的痛。安娜工作時很不快樂，對於一週五天，每天要坐在電腦前面八小時也感到沮喪。她的同事帶給她的額外壓力使

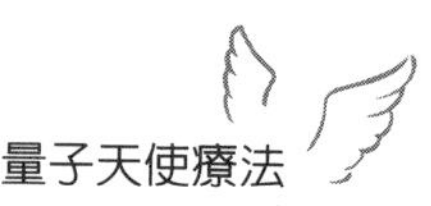

得情況更難忍受。她的心渴望辭掉工作，但她相信自己沒辦法用別的方式養活自己，因此她為了經濟考量而繼續這份工作。每天她都對自己說：「只要再五年就退休了。」

我們可以從這個例子學到什麼？安娜渴望辭掉工作跟她需要再工作五年才能退休的想法相互牴觸，這個衝突於是透過她的身體表達，用痛來反應。痛向來是個指標，它指出一個人是否失去平衡，身心靈之間是否相互衝突。

「這個症狀對你有何幫助／有何用處？」的問題於是很容易回答：「如果我的手痛，我就不能做這個工作——而我眞的不想再工作了！」

在這個案例，天使們協助安娜認出她受限的信念——「我必須在保險公司工作才能維持生計」——還有這個信念轉移到她身體的負面能量。理解到這點對安娜的人生產生重大影響，不只她的身體自行療癒，手再也不痛了，安娜也從受限的思想信念中解脫，心靈變得更開放。她聆聽天使們透過我所傳遞的訊息和指導；這些訊息以心靈感應的話語和圖像呈現。療程期間，我跟安娜分享天使向我顯示了一些銀幣，然後說：「父親」

兩字的畫面。

這個影像對我並沒有意義。然而，安娜吃驚地看著我，她想起自己繼承自父親的銀幣。她家的地下室儲藏了大約二十箱的銀幣，她從來沒打開這些箱子，她對這些銀幣的價值也沒有半點概念。她後來找了一位專家鑑定，才知道這些銀幣非常值錢。她在一個國際拍賣會上賣出這些蒐藏，於是退休前五年的財務就這麼有了著落。她覺得自己精神和身體狀況很好，因此還擔任一份協助孩子做家庭作業的兼職工作。她很喜歡跟孩子相處。她現在過得很快樂，而且沒有任何病痛。

詢問個案的問題

左列的問題可以幫助你對某個問題或疾病背後隱藏的原因有所了解。這些問題並不一定要完全依序詢問，但高度建議這麼做。

1. 這個困擾或疾病是從什麼時候開始？
2. 你之前經驗過類似的情況嗎？

3. 這個問題對你平日的家居生活、工作或學校生活有什麼影響？
4. 因爲這個問題，你可以不做哪些事？
5. 你的家人如何回應這個問題？他們有提供協助嗎？
6. 這個狀況或疾病在哪些方面對你有用？你能從中獲得什麼益處？這會有什麼結果？
7. 當這個情況解決、症狀消失之後，你會做些什麼？
8. 當你突然變得健康、快樂、有錢又自由，你的家人及朋友會有何反應？
9. 這個療程的理想結果對你來說會是如何？以圖像／畫面的方式描述。
10. 你接下來想做什麼？你感覺如何？

有個關於病痛的有趣故事就發生在我的家族。我跟先生回德國參加一個小型的家庭聚會。嬸嬸和其他親戚自我離開德國搬到美國後就不曾見過我。我的人生變化對他們來說充滿了疑問。當我們一起坐在桌前喝咖啡吃蛋糕時，她們問了我一堆問題，像是，你現在到底在做什麼？什麼是跟天使工作的能量療癒？聽起來很像在變戲法，這就是你爲什麼拿到兩個碩士的原因嗎？

不論我跟我先生怎麼解釋能量工作和能量療癒，他們仍然對我搖頭。我可以清楚感受到他們對我人生選擇的排斥、評斷與失望。談話結束後，家族的男性成員到後院聚會，我的嬸嬸有一堆碗盤要清洗，我決定幫她清理桌面。突然間，她四下張望，確認沒有人可以看到我們，然後對我說：「來來，到這裡來。你幫我的腿做些什麼都好。」她把腿放在沙發上，露出彎曲變形的腳趾給我看，腳趾的狀況讓嬸嬸痛得沒辦法穿一般的鞋子。

我當然很樂意爲她治療，然而那時的我經驗還不夠，對於當場進行療程也還沒準備好。我沒問她腳趾的狀況對她有何用處？我反而是馬上開始能量治療。嬸嬸一直在確定沒有人注意到我們，彷彿我們正在做的是件怪異、被禁止、有罪還是犯法的事一樣。幾分鐘後，嬸嬸對我喊叫：「哎喲！發生什麼事了？」原來，腳趾對療癒的能量有了反應，回復到它正常、自然的位置了。腳趾移位的動作只引起短暫不適，在校正的過程中，這對已變形的骨頭是正常的現象。

就在這個時候，我先生進到房間。他正在找我，然後親眼目睹了嬸嬸腳趾的移位。他跟我都很開心，因爲這樣嬸嬸原本排定在下週進行的手術就可以不必做了。

現在，你認爲這故事有了開心的結局嗎？不盡然！當嬸嬸一體認到腳趾已沒有問題，手術不再需要的時候，她說：「不可能這樣的！不可能的！我無法相信！」

嬸嬸的不相信就跟負面肯定語的效果一樣，尤其她又是以強烈的情感能量表達。腳趾立即有了回應，隨即彎回原來的模樣。嬸嬸就這樣再次創造了變形的腳趾。

你現在可能會自問，爲什麼會這樣？讓我們進一步檢視我嬸嬸的故事和她的家庭狀況。

嬸嬸經歷過幾次很辛苦的時期，包括換過兩個髖骨。髖骨的手術是很痛的，但也有些甜頭：譬如說，家裡因此雇了一位清潔主婦來協助，她先生在這段期間也非常關心而且定期送花，親友也每天都打電話問候：「你好不好？有什麼我可以幫你做的嗎？」藉由即將來臨的腳趾手術，她事實上有機會再次得到許多關心，而且相對上要付出的代價卻比上次低。她這次只要忍受腳趾的疼痛就好。

爲了得到愛而受苦是很常見的潛意識行爲，我在本書的第十三章「因愛受創」程式會對此有更多說明。嬸嬸並不想因爲我變戲法般的能量治療而失去她下週即將得到的「好交易」。而我是過了好一陣子才理解到，她並不是眞的想要症狀消失，她只是想要更多的注意力——包括我的關心。她覺得如果能跟某人分享她的痛苦，她就能得到慰藉，即使是一個擁抱也好。

因此，請不要忘了問這個重要的問題，因爲個案很可能對康復並沒有興趣。從個案的觀點來看，如果被療癒了，他們可能認爲他們最終會失去次要的好處，像是被關心／被注意（它往往被誤認爲是愛的一種形式）。遺憾的是，過去的病患－治療師模式，往往只是以滿足治療師和醫師的財務需求爲優先，而把病患的需求放在其次。好好思考這點吧。

病患並不總是想要痊癒。在許多情況下，「害怕改變」扮演了關鍵角色。爲了避免治療個案時的挫折，先釐清療癒的益處，以及個案需要放棄些什麼是很重要的（譬如一個有趣、吸引人注意的故事、特別的禮遇，或一個神秘疾病）。人們沒能痊癒的許多原因都跟他們嘗試的療法或醫療沒有關聯。

療程要直到個案對治療的結果有了清楚的瞭解，包括快樂、喜悅、放鬆和愛這些正面情緒，才算完整，而自發性的療癒也才可能發生。潛意識的程式、信念體系和壓抑的情緒會阻礙個案的好轉或完全的療癒。只要某些沒被意識到的信念和相應的能量在主導和支配著個案——不論治療者的意圖有多好——還是無法產生什麼效益。這就像開車時一腳踩油門一腳踏煞車一樣。

檢視個案的信念

仔細聆聽個案的陳述，檢查他是否有下列信念或恐懼。

1. 我活該生病。
2. 我無法達到我的目標，我也無法改變這點。我沒有能力或力量去做到。
3. 改變是威脅。它令我害怕。
4. 上帝用這個疾病懲罰我。祂不想／不希望我康復。
5. 生命是場奮鬥。
6. 我遺傳了這個疾病。它在我父親的基因裡。我生病是無可避免的。
7. 受苦、痛楚和財務困難是靈性成長的一部分。
8. 定期看醫生、手術和醫療已經是我生活的一部分。
9. 我已試過了各種方法。沒有人眞的幫得上我。
10. 天使及神聖力量並不存在。

當個案準備好去檢視他們隱藏的、受限的信念系統，你就可以開始以第十四章的「量子天使療癒處方」進行工作。身爲量子天使療法的工作者，你將協助個案設下明確的意圖。要特別注意微小的否定語像是「不」或「不要」。潛意識心智聽不到這些字，當個案設下他的意圖——「我不要再抽菸了！」潛意識聽到的會是「我想抽更多菸。」最好是這麼說：「我的生活擺脫香菸了。」當個案說：「我不想再有任何痛苦了！」他的潛意識聽到的是「我要有更多的痛苦。」比較好的說法會是「我覺得很好，我是健康的。」負面的肯定語事實上是強化了你想要放掉的能量。

好好注意自己一天中用了多少次「不要」，以及談了多少次你生命中應該停止和你不想要的事。把前面所說的銘記在心，然後小心表達你想要的。這對父母來說尤其重要。父母要告訴孩子去做他們想要孩子做的事。用正面的方式組成句子，告訴孩子他們應該做什麼，而不是他們不該做什麼，這樣的效果會好上許多。譬如，與其說：「別喊那麼大聲」，改以「小聲說」替代。

在進行每次的量子天使療程之前，不僅需要先檢視個案的信念系統，工作者的信念也一樣重要。如果一位癌症患者有清楚的意圖，要在天使的協助下轉化及消除他的腫瘤，你的感覺如何？你會怎麼想？假設他已準備好接受全然的療癒，你呢？你相信這是可能的嗎？如果你是個案卻感覺到治療師的懷疑和恐懼，你會怎麼做？我的建議是找位在療癒工作領域有紮實經驗，而且他的信念系統對你想要康復的意圖會有正面影響的人。

天使療法的從事者對個案的結果有正面期待、抱持開放的想法與心靈是很重要的，他也必須要願意臣服並允許任何事發生。一位理想的療癒執行者知道每個人都具有神聖力量和潛能，能夠運用他們自己的力量來自我療癒，並會加上上帝及天使的助力。若是療癒執行者對某個特定問題、狀況或疾病沒有經驗，那麼他們相信並接受奇蹟發生的可能對於療癒的達成就更加重要。

給治療師及個案的正面信念

1. 我不知道這是否可能被療癒，但我開放自己接受它的發生。
2. 每個人都有力量強大的靈魂。那是神的力量。
3. 完美的健康訊息儲存在身體的每個細胞，任何時刻都能被啓動。

4. 身體具有自己的療癒力和智慧。
5. 我釋除了所有阻塞的能量、想法與情緒。
6. 神及天使透過我運作。
7. 我能感覺及感應能量。
8. 我能與天使溝通。
9. 我信任過程，接受進展和療癒的發生。
10. 凡事總有解決之道。自發性的療癒是可能的。

如果量子天使療法的意圖被清楚設定、任何形態的干擾能量，包括負面及受限的信念系統被轉化，而且執行者、個案和天使們都朝同一方向努力，那麼有害能量和症狀就沒有機會持續。

第二章 與天使們溝通

天使是上帝的使者。祂們以各種不同的形態、色彩和高度現身。祂們通常無法被人類的肉眼看見。就如電視跟收音機的電波一直都存在，但我們知道，只有打開電視與收音機的接收器，並且選擇播放特定頻率的電台時，才會有影像和聲音出現。所有的人類都有一個內在的「天使接收器」，我們可以打開來聽、感受、嗅聞、看見，或覺察天使就在身邊。

跟天使溝通之前，必須先靜下心；你可以透過靜坐冥想或讓自己靜默片刻。如果你淨化身體的毒素、有充分睡眠以及規律運動，你的天使接收器就會更敏銳。擁有一個開放的心靈、不懷疑、不批判，並知道天使就圍繞在身邊也會很有幫助。

你可以邀請天使跟你接觸，要求祂們給你一個可以辨識的重複徵兆。譬如說，要求祂們給你一根羽毛或錢幣，或讓你看到４４４的車牌號碼——４４４是天使的數字。天使的配合度很高，祂們致力在任何時刻協助與支持你。請儘管要求祂們的協助，任何事都可以，包括生活中所謂的小事。

不要害怕去召喚祂們。上帝創造了數以百萬的天使，祂們可以同時間在不同地點出現。然而，祂們因爲深愛並尊重你而不願干涉你的自由意志。如果你具體地要求你眞心想要的事，它就會發生。

我們的能量場越乾淨清澈，振動頻率越高，也就越容易接收到天使的訊息。

提升頻率的最有效方法在後面幾頁會有詳細介紹；現在先來說說如何與天使溝通。與天使們——上帝的使者——溝通，有許多不同的方法。許多人以非語言的方式，透過內在的圖像、聲音或感覺接收神聖訊息。他們就是知道，可是無法解釋。有些人則是夢見不祥的事件或在夢裡收到訊息。天使會給我們徵兆，如果有必要，我們可以要求祂們提供更多的徵象。

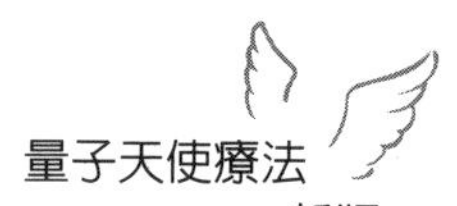

我的天使通常會留下一分錢作為祂們出現的證明。我曾在一些非常不可能或極為有趣的場合發現這些錢幣。我記得我在一個退還出租影片放置盒的窄小邊框發現過兩枚閃亮的一分錢。那天我跟先生在開車從鳳凰城到洛杉磯的路上，我們先去歸還了DVD；我知道天使把錢幣放在那裡是要我們帶在身上。我在那趟路程中強烈感受到祂們的存在，我知道我們這一路上是被保護、受到指引，而且安全的。

如果我是在前往重要會議的途中或想到一些特別的事需要答案時，一分錢就會突然出現在我面前。有的人是發現白色羽毛，有些人則是從收音機播放的歌曲中得到訊息。對於重複出現的號碼也要留意，例如在你前面車子的車牌；它們通常包含了編碼的訊息。444這個號碼就是在提醒你，天使與你同行。

對多數人而言，他們很難覺察到自己一直是被天使圍繞。他們很想感受、看見並聽見天使的訊息，卻又不真的相信這是可能的。這個信念跟人們在成長過程中潛意識所接收的社會化程式有關。譬如說，如果父母和老師曾教導孩子不要相信天使的存在，孩子就會接受並享有相同的信念體系。

所有輸入的資料（包括天使訊息）都要先經過我們大腦中的「編輯者」。這個編輯就像是存在電腦裡的軟體程式（第九章會對潛意識信念與程式有更多說明）。一個包含我們社會程式裡受限信念的「人類軟體程式」，並不允許跟天使有關的資訊傳送到與我們覺察力有關的腦部較高功能。也因此，我們就無法對天使所傳送的精微訊息有什麼印象。

然而，透過一些練習，接收天使訊息不只可能，還會很容易；尤其如果你有顆開放的心並致力於提升頻率的話。

左列是協助你提高頻率的一些方法：

＊自信並信任上帝
＊正面和接受性的信念系統
＊愛、感恩及仁慈
＊原諒自己和他人
＊祈禱
＊水晶

*能量清理
*天使呼吸法與能量療癒

自信並信任上帝

獲得自信是個可能需要一些時間的歷程。許多人因持續的恐懼而受苦，他們相信自己不夠好或不「完美」。另一些過於自大的人，則相信自己最偉大，沒有人比他們更優秀。這些信念都是用來掩飾恐懼和弱點的應對機制。有的人在這兩個極端中擺盪；有時沮喪、有時瘋狂。人們也根據他們特定社會環境的標準來評斷自己和別人。

「了解你自己」是刻在希臘德爾菲城（Delphi, Greece）阿波羅神殿牆上的文字。這句箴言的智慧在今天的重要性並不亞於古希臘。健康的自信表示你知道自己的力量與弱點，你了解每個人都是平等、沒有限制，以及有價值的神聖存有。然而，要能去信任你自身被神所賦予的力量與能力，你必須要先轉化負面情緒的能量，消除你對受限信念系統與程式的認同。療癒舊創傷、放掉所有幻相，並了解你的眞實身份是必要的。

正面和接受性的信念系統

接受當下所是，知道一切的發生都是依照神聖計畫，這是接受新思想、沒有偏見的第一步。不論情況看似多艱難，擁有一個開放的心胸和正面的態度，世上就沒有不可能的事，包括奇蹟和療癒。也請用心去認出在你生活周遭的許多奇蹟。看著大自然、看著一個小嬰兒或自己的身體，然後感恩這一切奇蹟。

天使們不論在你的日常生活或進行療程時都可以協助你。奇蹟會發生。但你要瞭解，奇蹟或療癒如何發生、爲何發生或是何時發生，這些並不是你的責任。

愛、感恩及仁慈

對自己和他人要親切仁慈。你所散發的愛與仁慈的能量會化解可能的不和諧與衝突。努力在意識上對你遇見的每一個人抱持友善、愛與親切的態度。人們會非常感激你的仁慈——仁慈就像照耀在寒冷和黑暗之處的太陽。你充滿愛的行爲會改變你周遭的頻率；維持在這樣的頻率很重要，因爲你在一天結束時就會注意到自己的感覺有多棒。

你現在是否正面臨艱難的生命處境，幾乎無法感受到愛與感恩？那麼請想想你生命中的其他艱困時刻，並回憶你是如何克服當時的情況。回想那些狀況不如你意的所有時候：你在學校第一次考試被當、你的第一次心碎、解除婚約、重病，或因長期失業而造成的財務危機等等。然後想想每件事是如何有了好的結果：因爲分數不及格，你從此盡全力念書，成績越來越好。第一次失戀釋放了你想像不到的內在創造力。如果那時沒有取消婚約，你絕不會碰到目前跟你如此契合的伴侶。一場嚴重的病正面地改變了你整個人生，而你也克服了財務危機。在經過多次面試失敗、收到多封拒絕信之後，你得到了一個很棒的工作機會，而且是更好的待遇。

把所有原本艱困、令你失望，最後卻是祝福的情況與事件列一張表。

在你的生命裡，你經歷了什麼奇蹟？

疾病與危機的原因往往是在狀況解除許久後才向我們揭示。然而，在危機發生時，想像我們是健康的，而一切也都會安好，確實有助能量這麼顯化。當我們以強烈情感——帶著深深的感激與愛來感受我們的處境——我們的能量改變了，也因此，我們的實相，我們的現實也改變了。

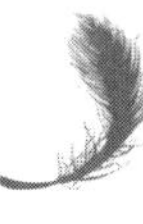

瑪莉住在亞利桑納州的沙漠，她的家遠離塵囂，就算離最近的城市也有將近五十哩遠。她有自己的水井和太陽能發電幫助她在無情的炎熱沙漠裡生存。有一年特別酷熱，好幾個月沒下雨，她的井都乾枯了。瑪莉決定要每天冥想。她觀想雲層和雨水，並對她在冥想時感受到清新雨水灑在皮膚的感覺深深感激。當她跟朋友提到她的每日冥想，朋友都認為她一定是瘋了。他們很關心她，試著勸她搬到城市來，但瑪莉並沒改變她每天冥想的習慣，她也確實能感受到她所觀想的結果。

經過了十天的冥想，雲層開始聚集。雲朵變得越來越厚重和陰暗，風也呼嘯而來，最後雷電交加地帶來傾盆的暴風雨。雨整整下了一晚，地下水填滿了她的水井。

瑪莉的冥想並不僅是一廂情願的想法，而是運用美國原住民數千年來的同樣方法和

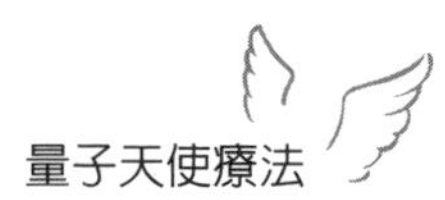

宇宙共同創造。

冥想對我的另一位個案也很有成效。在與先生離婚後，羅麗拿了房子，但那棟房子的屋況很糟。羅麗急需金錢支付已欠繳三個月的房貸，而房子的屋頂也需要更新。羅麗並沒有存款，銀行開始發出不友善的催討信函。一位好友與羅麗分享了愛與感恩的重要法則，她很有感覺，於是每天練習。

當她觀想自己支付了全部房貸的那一刻，全身被深深的感恩與愛充滿。每一天，羅麗都相信她的願景會成真，在冥想時她沒有任何懷疑或恐懼。經過七天的冥想後，她接到住在德州的哥哥電話，說他中了樂透彩，要分給她三萬美元——一個足以支付她的房貸的金額。

原諒自己和別人

罪惡感和無法寬恕都是沉重的能量，它們就像是綁在你的腳踝的鉛塊。這些能量也會降低你的頻率。如果你透過釋放罪惡感並原諒自己和他人來清理你的能量場，你就強化了你的免疫系統和你對精微能量的覺察力，你的靈視力及直覺也會變得更強。

接下來的練習會協助你清理脈輪系統裡有害的能量阻塞。透過原諒自己和別人，你會經驗到更多內在的平靜、和諧與平衡。確實地在各個層面上去轉化和釋放這些能量非常重要，不要只是口頭說說而已。

清單

拿支筆和一張紙，列張清單，寫下那些惡劣對待你或傷害了你的情感的人（包括在世及過世者），也寫下那些你相信自己已經原諒的人。先從家庭成員開始。原諒有不同的層次，有時候強烈的感情和能量衝擊並沒有被處理。你的清單裡也可能包括寵物。

釋放能量和原諒

確定你是在一個安靜不受干擾的地方。深深的吸氣和吐氣，平靜下來，放輕鬆，讓自己準備好進入冥想狀態。

閉上眼睛去觀想清單上的每一個人，他們的影像被投射在一個被金色光芒充滿的螢幕上。一個個觀想，想像他們出現在螢幕。對每一個人說：「我全心原諒你，我釋放掉我們之間所有層面的綑綁和連結能量，我祈請天使將這些能量轉化爲愛。我是自由的，你也是自由的。」然後繼續進行下一個影像。

你用在原諒每一個人的時間會不一樣，有的人需要久一點，有的很快。允許自己有各種情緒出現，去感受它們從你的能量場被釋放。給自己充裕的時間進行這個過程。如果你無法在一次的冥想完成清單，選一天再繼續進行。有些人的這個練習可以持續數周或數月。

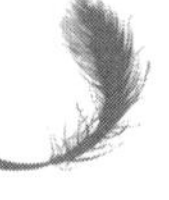

凱倫從七歲起就有嚴重的偏頭痛。她跟我敘述一長串她的治療經歷，還有不服用強力的止痛藥她就無法工作。在我們進行能量療程的時候，凱倫終於能夠放鬆。天使的療癒能量幫助減輕她的痛，祂們給的訊息也帶給她慰藉。天使提到她的父親，而當我將訊息傳遞給她時，許多影像從她心裡浮現，她想起了自童年起的困難情境，她痛哭失聲，然而透過淚水，她身體的壓力也被釋出！

凱倫跟我談到她不快樂的童年。她的父親是德國軍人，他以軍隊班長的嚴厲態度來養育女兒。凱倫一直在「好女孩程式」的規範下生活，但她並沒有覺察這點，甚至當她成年後，她還是難以表達自己的渴望與需要——她這輩子一直在壓抑它們。這些被壓抑和衝突的能量就是她頭痛的主因。

我問她是否準備好去釋放存在她脈輪系統裡四十五年的負面能量。她說她已準備要轉化和接受療癒。我們於是與天使一起進行；天使以療癒冥想引導她。療程後，凱倫有點疲憊，但頭痛消失了。過了一個月，她打電話給我，她感覺好多了，感到能量充沛，不再頭痛也不需要吃藥。這對她來說是個奇蹟，她內心充滿了感激。

祈禱

很多科學及醫學研究已經顯示祈禱的力量對於治療疾病、化解衝突，甚至植物的生長都有正面影響。祈禱對植物產生的深奧效益可以在蘇格蘭的芬霍社區（Findhorn community）看到。我的一位好友整個夏天都待在芬霍社區裡的基金會花園。她的工作包括每天祈禱並和花園裡的「幫手」——天使與自然界的精靈聯繫。我的朋友跟我說了許多她與花之天使（花仙子）的談話。她也拍下了花朵美麗綻放的花園和豐碩的蔬菜——那些花園的植物生長得比蘇格蘭其他地方的植物都來得巨大。

奧勒岡州的史賓哲夫研究機構（Spindrift Research）花了將近二十年進行實驗室研究，證明了在科學狀況控制下的祈禱效益。在難以計數的許多成功實驗裡，研究員調查植物、酵母及耕作土壤的生長與祈禱之間的關聯。這個研究機構的成果對祈禱、意識與靈性療癒的正面效應提供了令人驚嘆的證據。

丹尼爾・班拿（Daniel Benor）在《療癒研究》（*Healing Research*）書裡記錄了祈禱對壹仟伍佰個實驗的正面和療癒作用。賴瑞・多希（Larry Dossey）所著的《療癒之語》（*Healing Words*）也有同樣的記載。賴瑞・多希的另一本著作《注意你所祈求的……它很可能會成眞》裡也說到，如果你祈禱的意圖並不明確，有可能創造出你不想要的情況。因此，禱告明確並且在禱詞中避免負面概念對於療癒效果的達成非常重要。

常常有人問我是否有正確或錯誤的祈禱方式。我的回答是：「你覺得對你是對的就是對的。」我尊重所有不同的宗教和不同的祈禱方式。對我而言，祈禱是一個人的心對於愛的最高源頭所表達的語言；全世界不同的文化對於最高的愛的源頭又有許多不同的稱謂。我的祈禱意識已經有了轉變；我不再要求什麼。反之，我會透過祈禱表達我對接收到的諸多祝福的衷心感謝。我也不再認爲我的健康與生命是理所當然——在我比較年輕的時候，我一直這麼認爲。然而，對於某些個案或可能的困難，我仍會請求支持，並將它們交託給上帝及天使。我祈求我的心和頭腦是開放的，使我能夠給予並接收神聖的愛。我深信，藉由送出愛，答案會來到，而一切到最後都會是對眾人最好和至善的結果。

水晶

水晶是強大的能量導體，它主要被用在電訊設備、醫療儀器、錶、電視機等等。水晶的功能是在接收和傳送訊號。它們在收音機的作用是接收和穩定來自明確頻率的電台訊號。水晶有壓電現象，它們會產生電場或電壓，特別是在壓力下或是回應溫度變化的時候。

如果某人握著或戴著一個在天使的高頻率振動的水晶（稱爲天使光暈水晶），那麼要強化與天使的溝通會容易許多。這個高頻能量場也會支持自我療癒的過程。許多世紀以來，煉金術士便已使用水晶作爲轉化工具並吸引正面能量。

水晶也吸收各式各樣的精微能量，譬如，負面思想形式的能量。水晶對攜帶者來說是能量罩和濾器。就如其他的濾器，水晶需要定期淨化它所吸收的能量。如果要淨化水晶，你只要在一個簡短的祈禱裡設下淨化水晶的意圖，然後把水晶放在充份日照下三到四個鐘頭就可以了。你也可以要求天使以祂們美麗的神聖之光來淨化水晶的任何負面或有害能量。（第七章會有關於大天使和祂們所對應的水晶資訊。）

第三章　淨化能量體

能量絕不會消失。

——赫姆霍茲（Hermann von Helmholtz）
德國生理學家及物理學家（西元1821-1894）

每一次與能量的接觸，不論是跟人類或靈體，都會留下能量上的銘印。每個情緒振動，不論是透過言語或思想表達，都對物質，包括人類身體，造成不同的印記與衝擊。人類身體的主要成分是水，如果我們看看江本勝博士（Dr. Masaru Emoto）的有趣研究，就會了解其中的重要。江本勝博士透過話語、思想，或將寫了字的紙條貼在裝水的容器上，把能量導入水中。他從這些水取出幾滴，冰凍成不同的標本，結果顯示，這些水結晶究竟是呈現和諧還是銳角，取決於導入的言語與思維是正面（平靜、愛、感恩）抑或負面（如戰爭、仇恨、混亂）。江博士說，透過祈禱或音樂，冰凍的水也產生不同的水晶結構。

所有我們接觸的物體——我們進入或居住的建築物、房子和房間，都有能量的印

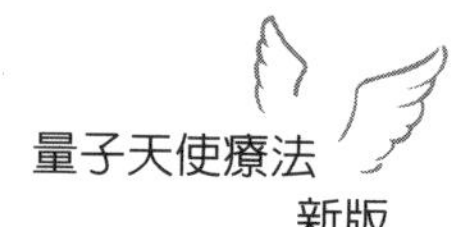

記。會讓你覺得不舒服的房間通常是因爲殘留的能量跟你的振動不和諧。此時，能量淨化就可以派上用場（請參考第69頁起的方法）。

醫院、墓地、機場、火車、公車、教堂、百貨公司，以及其他有大量流動量的公共場所，都有各式各樣的能量印記，這些場所也是眷戀地球的靈魂或其他可以依附在人類能量場的靈體喜歡滯留的地方。如果你的能量體頻率低或氣場弱（可能是壓力造成），你有可能會遇到「搭便車的」。這種情況最初並不會被注意到，你可以把它跟感染細菌和病毒比較，在感染的當下不會立刻顯露症狀，但過一陣子後就很明顯。

一個強壯和清澈的能量體，也稱做「氣場」，就像是天然的防護罩或能量上的免疫系統。然而，在某些情況下，人們的保護場會有些破洞，那些死後卻仍滯留人間的靈體因此能進入某人的氣場並附著其上。酗酒或嗑藥的人容易吸引在世時有同樣上癮行爲的滯留地球的靈體；物以類聚在這個情況是很寫實的。壓力、恐懼、負面情緒和想法，以及能量淨化不足，都會使人容易受到「能量吸血鬼」的影響。

能量的附著也會引起身體症狀，像是痛或生病。通常，它們最初呈現出能量失衡，例如沒有明顯理由的悲傷、沮喪或憤怒。這種難以解釋的情緒跟附著在人類身上的靈魂或靈體的情緒狀態有關。你需要去覺察哪些是你自己的情緒，而哪些情緒對你是非常陌生或奇怪的（不要跟經前症候群混淆了，那是荷爾蒙不平衡所致）。

滯留地球的靈體會把人類當成宿主或是能量來源。宿主的生命力能量被靈體，也就是我們所知的「能量吸血鬼」使用。你可能也知道有些活生生的人在跟你說話的時候，也能夠消耗你的能量。若有這樣的狀況，我建議你呼請大天使米迦勒協助你切除以太能量索（請見第66頁），你將在能量上感覺到明顯的不同。

我們每天都要洗許多次手。我們淋浴、洗澡、固定更衣，卻忘了潔淨我們的能量場和脈輪系統（請見第99頁）。稠密和未清理的能量體是導致情緒不平衡與疾病的主因。來自靈體的能量附著有許多形態，它們會對我們造成負面影響；並非所有靈體都是來自另一個世界的摯愛親人或天使。

未受過訓練和經驗不足的人，若刻意與靈魂世界或鬼魂接觸會造成許多傷害。有些人只是爲了好玩去玩碟仙（靈應盤）或旋桌術（table tipping），他們有可能在毫無覺察的狀況下著魔（被靈體入侵）。請小心，不要接觸任何非專業或違反職業道德的靈媒或通靈者尋求解讀。他們是可能有訊息，但他們不清楚誰給的，很可能他們連上的是惡意／有害的存在體或邪惡的靈體。負面存在體、滯留地球的迷失靈魂（孤魂野鬼）出現的徵兆是低落的能量、上癮行爲、無法專心、容易出意外、嚴重的財務問題、健康不佳、負面想法或對神及天使抱持負面評論的傾向。

聖經裡的許多例子有明顯證據顯示，驅逐不乾淨的能量、惡魔和魔鬼是耶穌療癒工作的一部分。在英王詹姆士欽定版（authorized king James versions）馬可福音第一章第三十九節裡，我們讀到耶穌「在加利利（Galilee）的猶太教堂講道和驅逐魔鬼」。在路加福音第八章第二十七到三十三節，我們看到一個被魔鬼掌控的生病男子被耶穌療癒的故事：「然後惡魔們離開這個男子，進入豬隻裡面，這群豬狂暴的衝下陡坡，投進湖中，淹死了。」在馬太福音第十章第一節也有「當他呼喚他的十二個門徒，他給予他們力量去對抗不乾淨的靈體，去驅逐它們，並療癒各種不適與各式各樣的疾病。」

在我們開始進行任何療癒工作或與天使溝通之前，我們需要先了解能量這個不可見的世界。

靈體附著——迷失的靈魂與存有

如果一個靈魂在離開肉身時（多數人稱之爲死亡）是處在沮喪或驚嚇狀態，它的能量頻率會非常低，因此很難記起要如何找到光。我稱這些爲迷失的靈魂。有些靈魂有未完成的事，通常牽涉到家庭成員、朋友，或甚至殺害他們的人。電視影集「靈感應」（Ghost Whisperer）和「靈媒緝凶」（Medium）就是基於這個現象，它們的故事或許有些是虛構的，但滯留地球的迷惘靈魂到處都是卻是事實。

自從滯留地球的靈體知道我能幫助它們找到光的道路後，它們就跟我接觸。這事在平常逛街購物都會發生。我記得有一次我跟我先生站在超市的麵包架前，在我們兩人都沒碰到麵包的情況下，一條麵包突然從架上掉下來。我立刻感覺有靈體在場，於是開始跟它對話。我要求它證明它的存在，一秒鐘不到，另一條離我很近的架子上的麵包被丟了下來。附近並沒有其他人。我先生也離開了這條通道；他比較喜歡交給我處理，早已去別處逛了。我召喚耶穌，說了禱詞，並幫助這個迷失而憤怒的靈體找到了光。之後，陳列麵包的這個走道的能量感覺明亮和平靜許多。我具有超聽覺力，我聽到我的天使們輕聲說「謝謝」，我知道這個靈體已經找到了光。

協助滯留人間的靈體過渡到「另一邊」是光行者需要知道的一項重要方法。光行者很有愛心並願意幫助別人，不論是透過靈性療癒、諮商或教學，他們主要的焦點在於服務人類及所有生靈。他們就像是地球上的天使，協助實現在地球上創造天堂的神聖計畫。

如果你受到這本書的吸引，並且很投入書裡所建議的練習和冥想，那你幾乎有百分百的可能是一位光行者。

幾十年前，在我早期研究能量對人類和動物健康的影響時，我參加了一個在德國卡索（Kassel）附近的阿那朵（Ahnatal）一家地質病理學機構舉辦的訓練與授證課程。這個機構是由一位工程師所創，他教了我許多關於能量探測、地球的能量網格結構、電磁污染、能量附著、前世回溯、天使療癒和許多許多的知識。直到今日，我仍然感激他所教導的對人們的生活、健康與快樂有著深刻影響的神奇能量世界。我學到，一個人的環境對他療癒的能力有巨大的影響。

人們之所以生病並不是因爲由父母那裡遺傳到不好的基因，基因只不過是具有被啓動的可能性。表觀遺傳學（epigenetics）解說了非基因的因素，例如環境的能量，如何引起生物／有機體的基因以不同的方式去回應（或表達）。我稍後會在第九章討論表觀遺傳學，特別是布魯斯・力普敦博士（Dr. Bruce Lipton）的成果。

關於迷惘的靈魂，我想指出所謂「負面的宇宙點」的存在。這些點是迷惘的靈魂和低振頻的存有特別喜歡滯留的地方。有負面宇宙點在臥房的人，通常會侵略性強、沮喪或做惡夢。如果你懷疑你的臥房鬧鬼或是正好在這樣的位置，你應當跟淨化能量的專業工作者一起處理。你也可以要求大天使米迦勒提供指引、保護與療癒，請祂在你入睡時以祂美好的能量環繞你。

所有能量上的不平衡及干擾都可以找出起因或理由。在某些情況，要去移除一個負面的宇宙點或關閉靈體進入我們次元的入口並不可能。在這樣的情況下，我強烈建議你儘可能去學習關於靈體的一切，因爲你之所以經驗到它們的存在，總是有原因的。如果你無法「處理」，最好是搬走。無論如何，最重要的是去辨識問題和疾病的眞正原因，並最好透過天使們的協助去轉化那些能量。

死去的動物靈魂也會依附在人類的能量場。我知道很多寵物在死後仍待在牠的主人身邊和生前環境的案例。牠們會吸取一些能量，但主要是想繼續分享牠們的愛。我從沒

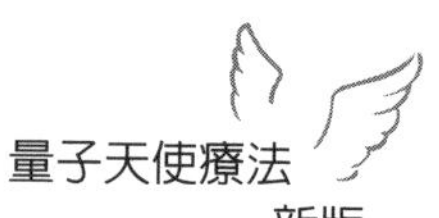

見過動物的靈魂會造成人們生病的現象。

迷惘的靈魂因各種不同原因附著在人的能量體，任何人都可能成爲它們的宿主。請不要認爲「這不可能發生在我身上」，每個人都該淨化自己的能量場，維持活力與健康。

為冥想做準備

每次靜坐冥想前先從基礎靜坐開始，選一個不會被打斷或被干擾的地方。在門上掛上「請勿干擾」的牌子，關上手機／電話。靜坐的地方應該是你感到舒服自在的場所，理想上，它會是明亮、整潔的空間，只有幾件家具，或許還有幾張天使的圖片。如果你喜歡，可以在房間放上新鮮的花，播放輕柔的冥想音樂，點上香或蠟燭。找到讓自己感覺良好的個人儀式，以及一天中最適合你的時間進行，例如一早醒來或晚上就寢前。如果沒有多餘或適合的房間，臥房一角也已足夠。如果天氣合宜，也可以到大自然找個好地方。

這個被選出的地點主要是用來進行冥想，這點很重要。因爲過一段時日，一個較高、較精細振頻的能量場會在那裏形成，並正面地支持你的冥想。讓自己在這個特別的地方覺得自在，如果你在靜坐時會睡著，可以坐直一點，要不就躺下。把兩手放在身體兩側，確定不被衣服干擾或妨礙。閉上眼睛，深深地吸氣吐氣幾次。

用鼻子吸氣時，感覺新鮮的空氣穿透你的肺部，想像吸入的氣看起來就跟白光一樣，它充滿你全身，一點一點地完全淨化了你的身體。屏住氣息約三秒或再長些，然後用嘴巴吐氣，將所有的緊張及壓力從身體吐出。放鬆你的手臂，放鬆你的腿——你的每根手指與肌肉——把你每天的憂慮都放下。

想像你的整個腦袋都清空了，就像你拉起浴缸的塞子，然後這些舊的洗澡水，你的焦慮思緒都流出了你的腦袋。你感覺自己越來越放鬆。透過深深地吐氣，被壓抑的情緒和恐懼都將離開你的身體。

你也可以透過我在下一章說明的天使呼吸法來幫助深化這個觀想，然後開始進行以下的主要冥想。

移除滯留的迷惘靈魂和存在體的冥想

首先，引導你的意識來到你內在的神聖火焰或神聖泉源。觀想它如同一個純淨的金

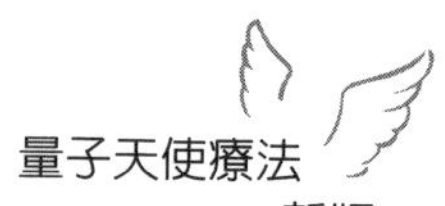

白光在你身體的中央，看起來像個閃耀、明亮的星星。用你的靈性之眼看到這個明亮的光在你身體的中央隨著每次的呼吸而擴展。在重複的吸氣吐氣之後，這個光充滿了你整個身體並不斷擴散，一直擴展到身體的邊緣，然後繼續擴展到你的整個身體系統——你的情緒體、心智體、靈性體——直到大約直徑八到十五呎的範圍（約20到38公分）。這個擴展的光形成了一個巨大光柱，這個光柱最後向下碰觸到地球核心，向上則觸及宇宙的中心。

現在，祈請耶穌基督、大天使米迦勒和天使幫手們，指引迷惘的靈魂和靈體通往他們的天堂。天堂並不必然是光的領域，因爲並不是所有的存在體都想走向光。有些會害怕，因爲他們認爲自己會被懲罰；這些存在體只想去一個他們覺得不錯而且符合他們對天堂／樂園印象的所在。不要犯下對其他靈魂指定或描述你的天堂的錯誤，把這個工作交給耶穌基督和天使去引領那些靈魂和靈體。你所建立的光柱純粹是提供一個能量上的揚升助力。

進一步專注在這個光柱上，並且從神聖源頭深深地吸進神性之光。你有可能不覺得累卻頻頻打呵欠，甚至不感到悲傷或其他情緒，但眼淚卻直從臉頰滑落。這個過程會維持約十到二十分鐘。

確定所有靈魂已經離開你的氣場和光柱。如果你擔心還有靈魂依附著你，從內心送出愛與慈悲。要求天使們解除這些靈魂的恐懼，以及除去它們依附你或你的住處的原因。然後，它們就會被帶走。

若是有些非常頑固的占有者，所謂黑暗的力量，它們不想離開或是一直回來，請尋求專精於能量淨化的專業人士協助。這樣的靈體附著有很多原因，例如詛咒、魔法攻擊、或前世業力的束縛。

保護的能量技巧

免於負面能量附著的最佳保護就是提升你的能量體頻率（請見第四章）。能量體也稱爲氣場，它是靈性體的免疫系統。如果你無法避免地要去一些能量容易受到污染的地方（例如醫院、地下車站、機場、墓地等），或必須跟一些帶有憤怒攻擊能量的人接觸，你可以應用下列的白光觀想：

想像在你的太陽神經叢深處有個迷你的太陽或星星發出閃耀、明亮的白光。這個光穿透你身上的每個細胞和你的能量體。這個耀眼白光形成了一個將你完全緊密包圍的遮蔽，保護你免於所有負面能量與存在體的干擾。

如果你熟悉了這個技巧，只要一個快速的念頭就能啓動這個光罩。你可以想像當你用這個想像的開關開啓這個光，你就會立刻得到保護。這個保護性的遮罩持續大約十二個小時，並且必須定期更新。

你可以召喚天使，請祂們用天使的能量來強化你和個案的保護罩。譬如召喚大天使拉斐爾，並觀想你的能量體充滿美麗的綠光。

熟悉揚升大師聖哲曼（Saint Germain）的讀者可以透過觀想紫色的火焰，召喚聖哲曼協助轉化黑暗能量。紫色的光可以防禦負面和不受歡迎的存在體，同時還能轉化及轉變一些可能已附著在你身上的負面能量。你也能透過粉紅光建立一個防護場，譬如，設定只有愛能夠進入你的能量場的意圖。

要一直清楚自己的意圖並召喚你的守護天使。要求神聖的保護，也請天使軍團一直陪伴你和個案。你可以依自己的信仰和宗教，以自己的祈禱用詞來進行這個召喚保護能量的練習。

以太能量索

如果你對某些人有恐懼、愧疚、報復或悲傷的感受，你會感到你跟這些人之間彷彿有一條能量上的鍊條，這就稱爲以太能量索或以太能量管。以太能量索通常是無意識地發出，把你和別人連結，並產生能量上的相互影響。連結的時間越久和越強烈，能量管就會變得越粗、越堅韌。有些能量管看起來像加油站的黑管。附著在你能量場的存有透過這些能量管吸取你的生命力，彷彿想免費加滿它們的油箱。

父母、手足、生活夥伴、孩子及朋友，是我們常會有能量管連結的對象，但這裡我們談論的並不是美好的愛的連結，而是會產生能量消耗或有毒的以太能量索。

像治療師、醫生、護士、老師和顧問這類以提供支持爲業的人，通常會有許多負面的能量索把他們跟病患、學生和客戶連結。

透過這些連結的以太能量索，能量來來回回地流動。由於這些交流的能量並沒有愛，會有怎樣的作用是顯而易見的。如果你在以太體上所連結的人有暴怒和挑釁的傾向，這樣的能量會在未經過濾下流進你的系統並帶來有害的影響。如果所謂的能量吸血鬼汲取你的生命力能量，你會感到疲憊、沮喪和衰弱，甚至會病得很重。

如果你感到精疲力竭、昏昏欲睡、沒有生氣或沒什麼理由就很疲倦，甚至有身體上的痛（例如背痛或頭痛），你就絕對要切掉所有以太能量索，並解除它們存在的理由。你很有可能是受到它們的負面影響。

療癒者、醫師、護士、治療師和顧問在每次與病患或客戶的療程、諮商和／或對談（包括電話交談）後，應該切斷能量上的連結。如果人們對某事感到罪疚，他們的能量很容易被連上。潛意識裡，他們允許附著，藉此爲他們的愧疚在能量上償還。心態上無法原諒的人就會自動與某人或甚至過世者連結，然後產生「能量漏洞」，生命能量因此流失。

最近，我跟友人凱瑟琳解說以太能量索的意義和其影響。她長期以來飽受肩膀痛和背痛之苦，而且還會固定頭痛。我指導她切除以太能量索並與大天使米迦勒進行量子天使療法的練習。在我們談過之後，她每天都連結大天使米迦勒並做下列冥想。六個禮拜後，她跟我分享她的經驗。

「剛開始的時候，我感覺自己像個木乃伊，全身被以太能量索包圍。我每天在庭園散步時都做這個練習。最初我似乎只能小步小步前進，因爲環繞腳踝的以太能量索的關係。大天使米迦勒每天幫我切除，先是腳上的、然後是環繞脖子的，最後是背上的厚重管子。」

「就如你教我的，我不只請大天使米迦勒切斷這些以太能量索，也請祂對我施行量子天使療癒。祂如你所說轉化了最初這些管子之所以存在的能量上的原因。祂幫助我改變負面感受、想法、信念、行爲模式和我的犧牲者程式（在第十章會討論）。每一天，我都覺得自己更自由一些。我的想法與感受改變了，我的疼痛不見了，我覺得自己越來越有能量。我現在眞的可以在內心感覺到強烈的療癒與巨大轉變。」

凱瑟琳也告訴我，她跟男友法蘭克之間的關係有了改變。據我所知，法蘭克有十年沒工作沒收入，不付費的住在她家裡。凱瑟琳是個辛勤工作的女性，她在財務上支持兩人的生活。與大天使米迦勒進行能量工作的結果，不僅切除了凱瑟琳的負面以太能量索，她的內在也改變了。她的轉化對她跟法蘭克之間的關係有了重大衝擊，她因爲感到自由，自我感覺也有很大改善，法蘭克開始擔心。在越來越有力量的女友身邊，他覺得不舒服，也因此他爲自己做出一些生活上的正面調整。

他並不知道凱瑟琳的量子天使療法，但他感覺得出她有種說不出的改變。五個星期後，他告訴凱瑟琳，他無法再繼續以往不平衡的關係。法蘭克的自白對她有如奇蹟。在那之後，十年來的頭一遭，法蘭克開始找工作，沒多久就開始上班。凱瑟琳長久以來渴求的願望成眞，從那時起，她跟法蘭克的關係非常正向地發展。她感覺自己像是在跟一個新的對象，一個能帶她出去吃晚餐，能共享一些有品質時光的人約會。

我們跟以前的朋友也會有以太能量索的連結，尤其是跟我們有親密關係的人；能量上的連結會一直存在，除非我們切斷以太能量索並且有意識地轉化這些能量。以太能量索往往也是爲什麼許多人在分手後一直無法找到新伴侶，或就是無法繼續人生，向前邁進的理由。

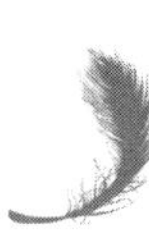

以太能量索的強烈影響可以從麗莎的例子清楚看到。麗莎是位聰明貌美的美容師，她以爲自己跟男友大衛長達五年的關係終於結束了。她之前離開過三次，都是爲了同一個充份理由：他每次都劈腿，跟不同的女子。只是以前只要分開一段時間，男友道個歉，她就又願意復合。

當麗莎來找我時，他們已經分手四個月，但她仍然每天想著大衛，即使她已經很久沒看到他或聽到他的消息。「難道他一點都不想我？他不愛我嗎？」她問我。這些令她焦急的疑問讓她許多夜晚失眠。

在爲麗莎治療時，我發現，除了她的心輪附著一條粗黑的以太能量索，還有一條在她的海底輪。透過它們，她跟大衛連結。每次她一想到他，她的心就會痛；她無法跟其他男性約會。在大天使米迦勒切斷這些能量索並進行深度轉化的量子天使療癒後——問題根源點追溯到她的童年——麗莎立即感覺好多了。他們分手以來第一次，她終於能夠有個好眠，隔天也沒有再想到大衛。

在我們療程的隔日，麗莎接到大衛的電話。大衛說只是問候，看她過得如何。但這不是巧合，而是在成功切斷能量連結和療癒後的典型狀況。那些消耗你能量的人在你進行療程後會立刻感到有變化發生。在很多例子裡，他們會想再重新連結（再次附著）。如果沒有量子天使療法和能量轉化，這些以太能量索很容易就再次形成。這一切都在人們無意識下發生。唯一的例外是那些已經知道能量索作用的人；這些人常常有意地不被他人的能量影響，這在與工作相關的關係中很常見。

麗莎在與大衛分手的期間學到了很多，也改變了她陳舊的行爲模式與程式。她釋除了「因愛受創程式」（見第十三章），並且能夠眞正地原諒大衛。由於大衛也有所轉變並療癒了他的過往，他們兩人之間的舊關係劇碼不復存在。一年之後，這對伴侶移居到夏威夷的茂伊島。

切除以太能量索並接受來自大天使米迦勒的保護

從基礎冥想開始做起，直到你完全地放鬆。接著透過天使呼吸法與大天使米迦勒連結，這個連結會在瞬間發生。你會感覺到大天使米迦勒的能量圍繞著你，祂的臨在讓你更自在。祂有一把亮藍色的劍，能切斷所有負面能量的連結（如果你很難想像，只要去觀想星際大戰中絕地武士（Jedi）手中的那把光劍即可）。

大天使米迦勒的臨在會讓你覺得受到保護，覺得自己是安全的。你可以用自己的話要求祂的協助，例如「大天使米迦勒，我需要你的幫忙，請帶著你的光劍切除所有對我有害或是剝奪我生命能量的人、情況、場所及物件的一切負面能量連結。請對我施行量子天使療癒，密封我的能量場，讓有害的連結不再發生。」

想像大天使米迦勒用一圈粗厚的金白色能量泡沫封住你的身體和氣場，任何形式的負面能量都無法滲透；只有愛能進入。你也可以要求大天使切除你跟某些特定對象的負面能量索，像是你的父親、母親、兄弟姊妹或是之前的工作夥伴或前任配偶。你也可以請天使增強他們的覺知力，使他們能看清幻相，意識到他們自身與神聖源頭的連結。

在以太能量索被切除後，你必須要求深度轉化的量子天使療癒。這個步驟對於你跟特定人士的關係和業力連結會有深刻影響。量子天使療癒和它產生的能量轉化是發生在我們存在的所有層次及面向，也在時間與空間的所有向度。我在十四章會詳細解說天使療癒處方。

當以太能量索被切除，負面能量被釋放，人們很有可能從身體感覺到變化。有些人的姿勢會因此立刻改善。我記得有個嚴重脊柱側凸的案例。在與天使進行能量療程的時候，我的手放在個案的背部。我感覺到許多能量流動。當大天使米迦勒一切斷能量管，深度療癒就發生了。突然間，我感覺雙手下方有強烈的顫動，然後就在我的眼前，個案的背挺直了。

以海鹽浴淨化你的氣場

死海的海鹽浴非常具療癒性，它是一種強有力的方法協助你釋放心理與身體的毒素。淨化與潔淨也是提升你與你的高我、天使及靈性世界連結能力的最佳方式。

死海緊臨以色列的昆蘭，那是古代的神秘猶太部落艾賽尼人（Essenes）的家鄉。艾賽尼人以他們的靈性療癒與顯化知識著稱，他們的知識被記載於死海卷軸。許多專家認為那是遺失的聖經之書，因為耶穌年輕時曾與艾賽尼人一起研讀。

死海大約比一般海洋鹹上十倍，它的鹽包含了二十一種礦物質，它的海水也比一般海水多了十五倍的鎂和五十五倍的溴元素。鎂與溴都是放鬆的介質，所以泡在充滿死海海鹽的浴池裡能有助放鬆。

死海的鹽所富含的高礦物質也能柔軟你的皮膚。鹽將毒素引出你的毛細孔，因為水打破了鹽的分子（氯化鈉分解為氯離子跟鈉離子），這使得鹽的電子移動得更快，因此在能量上有潔淨和按摩的效果。你可以在健康食品店或網路上許多不同來源買到死海的鹽。要確定你的浴鹽是天然的，沒有人工添加物。

重點：請使用死海的鹽而非其他任何浴鹽！

如何以死海的鹽泡澡：

*將浴缸放滿溫水，倒入一磅的死海海鹽。水越熱越鹹，效果越好。如果喜歡的

話，你還可以添加一些天然、有機的泡澡精到浴缸。

*享受你的泡澡，浸泡約二十分鐘。記得翻身淨化你的喉輪和心輪。將你的頭整個浸泡在水裡幾次，潔淨你的耳輪、第三眼和頂輪。

*將浴缸水放掉。沖掉身上的鹽。放輕鬆。

泡完澡後，你會感到被充電和淨化。泡澡最好的時間是在一大早或傍晚，接下來的幾個小時你都會感到很放鬆，這是淨化氣場很有效的方法。你可以定期這麼做，必要的話也可以每天。

淨化你的家和工作環境的能量技巧

居家與辦公室場所的能量淨化跟我之前說明的個人淨化一樣重要。你需要多常淨化你的住家，跟那裡的情況，以及你多常有訪客、他們帶了「什麼」到你的住處有關。如果經常有人去你進行療程或冥想的地方，定期淨化就很重要。不論你喜歡的淨化方式是什麼，永遠要記得在儀式中召喚天使和靈性幫手加入。

煙薰法

鼠尾草、西洋杉（雪松）、柯巴脂（清漆樹脂）和甜草是北美薩滿（巫師）蒐集和燃燒的神聖草藥。燃燒這些藥草稱爲「煙薰法」。這些藥草的使用歷史跟火一樣古老。薩滿學會掌控火元素後，他們也發現某些植物和樹脂被燃燒時會產生神奇效果，像是出現過去、現在和未來事件的影像；吸引帶來助益的靈；負面元素和力量被移除；促進身體和靈性的療癒等等。燃燒白色鼠尾草能驅逐不好的靈體、負面感受與能量的影響。在進行淨化過程時，它也能阻擋不受歡迎的靈體進入。

*在開始煙薰之前，請先打開所有的門窗——包括櫥櫃、衣櫥和儲藏室的門，讓煙能夠散佈到家裡或特定場所的每個角落。

*用祈禱及天使呼吸法召喚你的天使和指導靈。設定以下意圖——這個儀式是受到祝福的，你的地方會被淨化，任何干擾或有害能量及存在體都無法進入。

*接著，拿一把鼠尾草，把它放在一個不易燃的碗、碟子或鮑魚貝殼裡。點燃鼠尾草，燃燒後，把火舌弄滅，然後吹口氣到悶燒的餘燼裡。如果燒完了，就再點燃，持續這麼做。

*先從煙薰淨化自己。從你的腳開始，然後讓煙向上環繞你的身體、你的頭和頂輪。做完之後，從一個走道開始，引導煙燻繞門框一圈。在每個房間重複這個做法，都先從走道開始，再到每個房間，然後移到房子或公寓外邊的門。爲了導引煙進入抽屜及櫃子，你可以用羽毛或是手來搧，理想上是讓薰煙能進到並環繞屋子或辦公室的每一處每一物。

*在完成煙薰每個房間後，感謝神、天使和你的指導靈的協助與祝福，祈請這煙能帶走在你住家或辦公室的所有負面存在體與能量。透過敞開的門窗，這煙會先淨化內部，然後新鮮空氣會流入你的居所或辦公場所。

*現在，關上門窗，坐下來放鬆一會兒，開始享受被淨化的環境。你可以點些有香味的香、蠟燭或甜草。令人愉悅的味道會邀約良善的靈進入，也會掩蓋住散發鍋爐般味道的鼠尾草。

*你可能馬上就能感受到能量上的不同，隔天來到你住處或工作場所的訪客也會感受到。

燃燒爐

我最喜歡的淨化方式之一是所謂的燃燒爐（burning pot），我是從史東博士（Dr. Joshua David Stone）那裡學來的。就如你需要用特別的除漬劑清洗衣服上的汙漬一樣，即使你使用煙薰淨化了你的地方，對於某些不容易驅離的能量，你仍需要特定的淨化技巧。

根據我的經驗，燃燒爐是最能徹底淨化各個能量層次的方式。如果你有個大房子，我建議你在每個房間都做這個淨化儀式。在小公寓裡，只要把它放在客廳的中央即可。只要大約五分鐘，這個爐就會燃盡屋內裡所有以太、星光和心智能量。步驟如下：

＊打開每扇門窗——包括衣櫥、櫥櫃及儲藏室的門。但小心不要讓房間通風太強。

＊用祈禱及天使呼吸法召喚你的天使和指導靈。設定以下意圖——這個儀式是受到祝福的，你的地方不會受到任何不平靜或有害能量及存在體的干擾。

＊放一個不可燃的盤子在房間中央，然後把一個小的金屬爐放在盤子上面。倒少許的瀉鹽（Epsom salt）在爐子裡。

＊當你要開始淨化儀式時，倒入不超過二點五公分高的外用酒精在瀉鹽上，丟一根

點著的火柴到酒精。

*請注意！這個火焰可能會燃得很高，幾乎就像一個強力的小型颶風在燃燒爐裡。

*依據被燃燒和轉化的能量，你可能會在燃燒的火焰裡看到不同的顏色，或甚至不同的形狀。

*在火焰燃盡之後，火會自動熄滅，這代表淨化的儀式已結束。

*感謝神、天使及你的指導靈的協助，請祂們進一步保護你的住家或辦公室。

*關上門窗後，坐下來放鬆一會兒，開始享受這個剛被淨化的空間，或是繼續屋裡其他房間的淨化儀式。

*完成以後，你會立刻感受到房間裡清新和乾淨清澈的能量。

你可以經常重複這個淨化儀式。對於教學及療癒的場所，我建議在開始任何活動之前都使用燃燒爐來清理能量。活動結束後，我會建議進行淨化的冥想。（由於淨化儀式跟火有關，你必須非常謹慎，並事先準備滅火器以防萬一。）

鹽水

如果你一天與一位以上的個案工作，我建議你準備一個中型碗來盛裝鹽水（大約五茶匙的死海海鹽），把碗放在你的按摩床下方或是診療室的右邊角落。

請大天使米迦勒和協助的天使注意在療程中可能被釋出的能量和存在體。如果它們無法馬上被轉化，它們會被困在鹽水裡。如果水變成黑或棕色，不必覺得訝異，這表示負面能量已被強力釋出。請在每個個案結束後更新鹽水，把舊鹽水倒入馬桶裡。這個水不適合澆在植物上或花園裡。

釋放舊能量

即使我們都走在非常個人化的靈性道路，也有著不同的宗教背景，但有些特定的里程碑仍是我們每個人必須通過的。其中一個重要的里程碑就是**學習放下**。只有當我們能放掉不再有用的舊情緒、能量、環境和不再適合的人，我們才能創造出靈性成長的必要空間，生命中嶄新、重要的人與事物也才會出現。

我的很多個案都渴望改變並渴望新的事物：一個新工作、新夥伴、新的家等等。以前是事情經過了好幾個世紀都沒變化，然後人們問：「我該如何改變我的生活？」臨近二〇一二的新時代和之後的高階能量將協助改變人們現有的生活，不論他們是否願意接受。無論如何，在此刻確實有必要採取進化的下一個步驟。有三件事我想讓你知道：

＊如果你想要改變，或是改變已經發生在你的生活裡，那麼舊有的模式和程式對你就不再有效。

＊陳舊的能量、情緒、人與環境不會支持新的你；如果你緊抓著舊事物不放，改變就不容易發生。

＊轉化心裡對改變的恐懼也很重要，因爲恐懼會使你停留在一個以恐懼爲基礎的心態裡。

人類最大的恐懼之一就是恐懼改變。這個恐懼包括了對新環境、新關係和之前從未嘗試的新事物的恐懼。但在這方面你並不孤單；即使是海豚這麼聰明的生物，對改變也是同樣的感覺。

你可能已經聽過與海豚一起游泳被用爲吸引觀光客的噱頭，或是與海豚一起游泳有療癒效果之類的事。跟海豚共泳通常是在一個被控制的環境中進行。海豚被養在海裡一個被柵門圍著的區域，觀光客可以碰觸、餵食並攀扶著牠們一起游泳。即使你打開通向海洋的柵門，海豚因爲已經習慣了原有的束縛（牠的生活空間），牠們也不會游走。牠們害怕改變，害怕不熟悉的領域，就跟人們一樣。牠們內在程式的力量比牠們希望自由的期望還要強大。這聽起來是不是很熟悉？

請花些時間想想你日常生活的習慣。你有注意到自己總是在同一家商店買同樣的日用雜貨嗎？你有你最喜愛的食物、餐廳、電視節目、服飾、枕頭和毛巾等等？這些習慣透露出潛意識的程式使你每天去做特定的事，日久成習慣——有時成癮——而這些並非出自你有意識的選擇。

我們全都在熟悉的家人及工作環境裡生根，我們待在相同的情形越久，這個根就越牢固，我們對它的依附也越強。想像你要連根拔起一棵巨大的老樹，它已屹立在同樣的地方好幾世紀。想像它深入地面的根，你就會有概念那會是多困難的一件事。經歷像離婚或失業這樣的事件，人們就像是處在失根的狀態，長期下來會對能量場造成巨大的痛苦與傷害，這通常是後來引發生理疾病的原因。長期服用藥物或酗酒的人突然戒除也會有類似情形。為了確實療癒生命中的某個變化，徹底移除舊根並治癒能量及／或身體是必要的。知道這點很重要，特別是當我們正處在改變的時期。

在量子天使療癒的過程中，所有依附的根被移除，模式與程式被轉化，信念系統及侷限性的情緒被改變，可能的創傷也被療癒了。脈輪系統及整個能量場會看起來明亮而清晰。被新的光所充滿的生命力能量會流進你的DNA，啓動你的眞實潛能。

如果你要為生命中即將來到的改變做準備，就從今天開始。你可以從家裡著手，清理凌亂的衣櫥、抽屜、地下室和儲藏空間，包括閣樓跟車庫。將你好幾年沒穿的舊鞋子、衣服處理掉，丟掉對你不再有意義的書、文件、繼承來的收藏及禮物。所有這些都帶有特定的振動頻率；如果是二手的東西，它們會有前任主人的銘印。

去不同的店購物，試試你從未品嘗過的食物，剪個新髮型，或是做一些以前沒做過的事。如果你開始這個改變的過程，你就為新的開始創造了空間，而新的能量便會流入你的生活。

如果你感到抗拒，覺得很難去釋放，請思考下面這個故事：

一位觀光客揹著一個大背包旅行，夜晚時寄宿在一座修道院。他納悶這個地方空空溫溫，看起來很窮的樣子，他問僧侶：「你們的家具哪裡去了？」僧侶看著他反問道：「那你的家具在哪呢？」

「我的家具？」旅客喃喃自語，心想他是不是聽錯了，「我只是路過而已啊！」

「確實如此。」僧侶回答，「我們也是啊！」

我的個案珍妮佛經歷過痛苦的離婚，獨自生活了將近三年。她來找我是因爲她覺得寂寞，想要一個新的人生伴侶。珍妮佛有著黑色捲髮、漂亮的棕色眼睛，是位相當有吸引力的女性。她不了解爲什麼沒有男士對她有興趣。

她來見我時戴著一串優雅貴重的大顆粒閃亮珍珠項鍊。在進行量子天使療法的療程時，天使對我指出這串珍珠有很明顯的能量模式和信念系統附著。我請珍妮佛跟我說說關於這串項鍊的事，她告訴我這是前夫在他們結婚週年時送她的禮物，她七年婚姻後留下的唯一一樣有價值的東西。雖然項鍊很漂亮，天使建議她拿下來，因爲它攜帶著她前夫的強烈能量。

附著在這條珍珠項鍊上的婚姻記憶阻塞了珍妮佛的心輪。她從心輪發送的「我對發展新感情有興趣」的訊號被項鍊的訊號「我是一個已婚女子，我的丈夫送了我這個漂亮的禮物。」所干擾。她的心輪因這些衝突的能量阻塞；珍妮佛在沒有覺察下發出混淆的訊息，這是至今她無法吸引到新伴侶的原因。天使建議她取下項鍊並把它送出去。當我跟她說的時候，她盯著我看，「送出去？」她眼睛睜得大大的，語帶懷疑地問我。我跟她解釋，如果她收取了金錢，她只是把同樣來自前夫給她的能量轉換了形式而已。

在她終於了解之後，她決定把這條項鍊捐給她的教堂。教堂當時正要舉辦大型的慈善活動。一位年輕人看到這條項鍊，以非常合理的價格買來送給他的新娘。這位年輕人很興奮有機會買到這個項鍊，於是邀珍妮佛參加他的婚宴。幾個禮拜後的婚宴上，珍妮佛遇到一個非常英俊的男士，在一年後成爲她的丈夫。

這個故事代表了能量上的改變如何帶來生命的轉變。在我進行能量工作的這許多年間，很多個案和學生都運用了能量清理和量子天使療法的技巧讓自己的生活變得更美好。其中一項很重要的技巧，也是量子天使療法的基礎，就是天使呼吸，我將在下一章解說。

第四章　與天使溝通進行療癒

一本書的智慧跟一位天使的智慧相較起來會是如何呢？

——荷爾德林（Friedrich Holderlin）
德國浪漫主義先驅／詩人（西元1770-1843）

天使們跟我說過，強化呼吸是你可以用來增加自己頻率的最簡單方法。呼吸會淨化你的能量管道；能量管道的功能就像煙囪，而額外的氧氣會加速訊息傳送到你的細胞。透過呼吸器官，氧被帶到血液，然後血液循環透過有機體散佈氧氣。身體的輸送管道的能力和它所運送物質的品質——譬如神經胜，包括伴隨著它們的能量與訊息——對於你身體的健康和所有細胞的能量層次非常之重要。

我相信整個身體健康的關鍵先決條件，就是所有細胞和器官之間有最理想的溝通。如果傳達上的功能受損、有所誤解、以及供給產生瓶頸，就會引發足以攪亂身體與能量平衡的連鎖反應。我也相信被壓抑的情緒及潛意識程式是造成混亂的溝通，或是溝通受到干擾的主因。不論你有多好的意圖想維持健康，這類情緒和程式若沒有被釋出，它們會一直在你的生物組織引發「錯誤的訊息」。（第九章有更詳細的解說。）我們的肺不僅是空氣過濾器，它也是訊息的過濾器。有了正確的意圖與適當的能量，我們可以透過呼吸，消弭被干擾的體內溝通情形。強化呼吸的效果是很驚人的。透過結合意圖、天使呼吸法和傳遞天使能量去消除舊能量，我們可以淨化人體的能量場、抑制自由基、釋放心靈與能量的阻塞，並親眼目睹慢性病明顯消失。

天使呼吸法

1. 慢慢地吸氣和吐氣三到四次。從鼻子吸氣，由嘴巴吐氣。完全放空你的腦袋，放下所有想法，放鬆所有肌肉。
2. 想像你正吸入的空氣含有許多微小的白光分子。這些光分子看來像是明亮閃耀的鬃毛刷子，它們在你的能量管裡賽跑並潔淨這些能量管。
3. 現在兩手慢慢合掌，在雙掌距離彼此約四到五英吋（約10—13公分）的時候，你會清楚感到一些阻力，就像有個橘子般大小的能量球。試著去玩玩去轉動。讓你的呼吸和想法跟隨這個能量球。

4. 現在，吸一口氣。吸氣時，運用你的想像力把這顆能量球吸入你的太陽神經叢（肚臍上方）。

5. 現在，吐氣，並且想像這個能量球來到你身體下半部，然後進到地底中央。它在地心會再次轉化，被各種你身體所需的礦物質、維他命、微量元素和能量所充滿。

6. 再次吸氣。就像一棵樹從大地汲取養分，你透過呼吸從地面吸入能量球。在你吸氣的時候，這顆轉化過的能量球快速地上移並穿過你整個身體——或說你的能量管道。

7. 當能量球到達你的頭部，吐氣，並感覺它從你的頂輪飛向宇宙的中心，到達神聖能量的源頭。在那裡，它被神聖能量注滿。

8. 當你再次吸入這顆能量球時，請上帝加上對你或個案的治療會有很大幫助的天使能量。你也可以直接以你知道的天使名字召喚祂們。

9. 吐氣，觀想天使能量以明亮的白光或多彩的光束流經你的能量通道，並從你的雙手湧現。

10. 覺察到有許多天使環繞著你，一起治療你的個案。

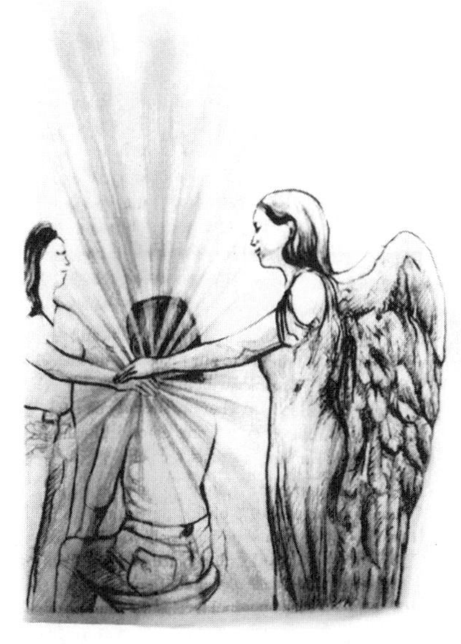

重複兩次步驟四到步驟十，進行的時候，想像能量球越來越大，範圍從你的身體向外至少延伸約二到三公尺。去注意天使能量是如何形成。就像從瓶中現身的精靈一樣，它們的能量會以各種不同的形式呈現，天使也能以多種形貌出現。

現在，注意到天使（可能一位或好幾位）把手放在你身上，因此形成了一個更強大的能量場。放下這個影像。在整個療程中，記得用上述的方式呼吸。這個能量球（你的呼吸）會有規律地從地面中心通過你，到達神聖源頭，然後再從你的雙手湧出。調整呼吸的強度。讓你的呼吸以自己的速度自然地吸進呼出，並確定當你吐氣的時候，你眞的感受到有能量來自你的雙手。

只有當能量從你雙手流出時，你才能把手放在個案的身上。

現在，你的天使天線已經開啓。你將感覺到天使能量是如何流過你的能量管道。你會接收到訊息並能夠傳送療癒能量。放輕鬆，培養自己對天使能量的感覺。在整個療程進行中保持天使呼吸，並堅定地維持你的意圖。

治療身體的痛

如果個案有身體上的痛處，輕柔小心地將你的雙手放在那個部位。雙手放輕鬆，想像有個明亮的能量球在雙手之間。能量會在你的雙手間流動，並從兩側流入不適的身體／器官部位。透過將手掌放在疼痛之處，並讓能量球圍繞這個區塊，你創造了一個強大的共振場，這個器官／細胞的能量將會增強。

詢問個案身體疼痛的強度，或是他／她的感覺如何。請他以一到十來評估。十表示最強烈，一是最低的狀態。五分鐘之後再測試這個區域的痛感，然後十分鐘後再測一次，看看疼痛是否減輕，還有個案的感覺如何？把你的手放在疼痛處十到十五分鐘。

請天使療癒導致疼痛的原因，然後注意自己有沒有接收到任何影像或訊息。跟你的個案溝通你得到的資料，請對方告訴你他的體驗。

如果疼痛的地方轉移或改變了，跟隨你的直覺和天使的指引，移動雙手到別處。如果你感覺你所療癒的這個部位的能量振動已經適應了你雙手能量的品質（也就是振動的層級相同了），你就能結束療程。

莉莎是我的個案，五十一歲的她，左臀有嚴重的問題，有時還會痛得無法走路。她的能量治療進行得很順利，十分鐘後就不痛了。天使運用了許多綠色和金色的光，莉莎也能確實描述天使做了什麼。雖然我的手全程放在她的臀部，但她看到螺旋狀的光芒環繞她整個身體。在療程中我接收到「三歲」的訊息。如往常一樣，我完全信任天使，並排除任何對立的經驗或與自己有關的影像。我個人對三歲的事並沒有記憶，但我問：「莉莎，你記得在你三歲時發生了什麼事嗎？」她的淚水馬上奪眶而出，她啜泣著回答：「我當然記得，在我三歲生日那天，我媽媽在醫院生我妹妹。那個特別的日子沒人有時間陪我，我父親也在醫院，是一位鄰居在照顧我。我沒有收到任何禮物，小嬰兒是所有人注意的焦點。」

這個從莉莎三歲起就阻塞在她能量場的痛苦情緒，造成了她臀部的疼痛。天使們繼續工作，透過專爲她量身設計的冥想引導，莉莎終於能夠原諒她的妹妹和父母。阻塞的能量被釋出，莉莎也從此不再疼痛。

治療情緒的傷痛和阻塞

如前面例子所述，壓抑的情緒及心理上的受苦常導致身體問題。所以在疾病產生前就去轉化能量是很重要的。

1. 將你的雙手輕柔謹慎地放在個案心輪的前後方，你的碰觸要非常溫柔。雙手放輕鬆，在整個療程保持觀想一個明亮的能量球在你的兩手之間。能量會在你的雙手間流動，並且穿過個案的心輪。

2. 現在觀想個案的心輪打開了，痛苦、阻塞的情緒被釋放（這時個案通常會流淚）。觀想天使是如何淨化了這個脈輪；以明亮、充滿愛的天使能量去充滿它。

3. 跟個案溝通你所接收到的影像和訊息。

4. 檢查是否還有任何混亂的能量連結。如果有，釋放它們。

5. 協助你的個案原諒造成他們痛苦經歷的人。運用天使引導的觀想和靜坐冥想。

6. 以同樣的方法應用在其他脈輪。請相關天使來協助、使用與脈輪對應的顏色，並處理浮現的任何議題。

佩姬，三十二歲，沒有任何身體方面的抱怨。表面上她很健康，但一般人看不到的是，她深埋在內心深處的巨大情緒傷痛（對於那些說他們沒有任何問題的個案要特別地謹慎處理）。我針對佩姬的心輪治療了大約二十分鐘，突然間，她覺得胸痛而且有壓迫感，她說：「我很害怕，我覺得我腳下的地離我越來越遠。我好冷，我想停止治療了。」

天使鼓勵我繼續，我於是向佩姬保證，她被壓抑的情緒會被釋放；這樣的狀況對她是好的。佩姬的心輪終於打開了，她突然哭了出來。接下來她痛哭了十分鐘。天使一直向我顯示嬰兒的影像並說：「一切都沒問題！你是被愛的。」我把這個訊息告訴她，她啜泣得更厲害。在她把整包面紙用完後，我又治療了她十分鐘，最後她終於冷靜下來，整個身體放鬆了。她看到金色和綠色的光，感覺到天使的存在，並且感受到從未體驗過的內在平靜。

原來，佩姬是個早產兒，她一出生的前四個月是在保溫箱度過，沒有與人之間的任何眞實觸碰，也沒有和母親有任何接觸。她這一生在被碰觸和接受愛這方面一直有困難；我們的療程療癒了她出生時的創傷。她後來接受量子天使療法從事者的訓練，現在她會固定探視住家附近醫院的早產兒，爲這些嬰兒做能量治療。

釋放／清除恐懼與限制性的信念

我們都認識一些人，他們的問題像是接踵而來，一個病接著另一個。癥結就在於必須療癒潛藏的情緒並轉化那些造成問題的思想模式與程式，要不，它們將引發新的情緒創傷或身體病痛。

1. 首先，透過與個案的初步談話，發掘他們可能有的侷限性的思考與程式。
2. 將雙手輕柔謹慎地放在個案頭部兩邊的太陽穴上方。你的碰觸要非常溫柔。雙手放鬆，觀想一顆明亮的能量球在你的兩手之間。
3. 想像天使在個案的頭部拉開了一條金色拉鍊，取出所有跟個案問題有關的限制性的信念與程式。請你的個案這麼說：「我釋放所有造成……的侷限性的信念與程式。」
4. 現在，正透過你的雙手流入個案頭部的能量和訊息含有全新的信念，像是：「我是健康的，我是被愛的。」
5. 拉上那條想像的拉鍊。請個案觀想一個正面的自我形象（譬如自己是完全健康的），並要求個案說：「我是自由的。我是自由的。我是自由的。」

二十歲的克勞蒂在一次跟男友的腳踏車旅行中扭傷了右腳。她一跛一跛地來做療癒。她對男友充滿憤怒，她認爲他該爲這次的意外負責。療程前的談話顯露了她想去洛杉磯念醫，但男友在鳳凰城工作，他並不想搬遷，因此他們爭吵不斷。

在能量治療的時候，我從天使接收到的訊息是「母親」。通常，天使說的不是完整句子，祂們比較像是劇場裡的提詞人，祂們給你的是針對治療的關鍵字。因此我詢問克勞蒂有關她母親的事。原來，克勞蒂的父親一直阻撓她身爲護士的媽媽上大夜班，父親的忌妒心很強，還指控她母親偷偷跟別的男人見面。克勞蒂是在重複她下意識所接收自父母親的互動模式。在治療的過程中，她腿部的痛減輕了，也消腫了，而克勞蒂也能成功釋放舊有的模式。

後來，我得知克勞蒂與那位自私地牽絆她的男友分手了。她在讀醫學院時認識了新男友，一位跟她同樣對人道服務具有熱誠的年輕醫生。

第五章　脈輪系統與天使

脈輪（Chakra）的字面意思是「輪」或「圈」。這是梵文，而動詞的Chakr意指「顫動」。梵文是印度的古老語言，絕大多數的印度宗教及靈性文獻都是以梵文書寫。脈輪，事實上就是轉動中的能量輪，它們在體裡旋轉，帶動能量上下，在維護你的身體與能量體的健康上扮演了關鍵角色。

人類有許多脈輪，也就是能量聚集點。本書會專注在七個主要的脈輪跟它們的功能。這七個脈輪位在距身體約六英吋（大約15公分）的能量體上。它們與脊柱平行，分佈於身體的中軸線。每個脈輪有不同的頻率、顏色及振動。有些具靈視力的人能看見脈輪和它們的不同顏色，但對多數人而言，它們是不可見的。我們可以把脈輪跟飛機的推進器比擬，當推進器在快速旋轉時是看不到的。人類的脈輪也旋轉得很快，這是爲什麼人類肉眼看不到它的原因。如果脈輪系統運作正常，脈輪是以順時針的方向旋轉。

所有的脈輪從你周遭汲取能量，以精微的脈衝發送這些頻率到你的神經系統、腺體系統及各身體器官。它們是你身體系統裡的溝通者，傳輸並保留大量資訊。每次你經驗到一個情境或感受某種情緒，脈輪會記錄這個經驗的能量並儲存起來。過了一陣子，脈輪可能產生阻塞而閉鎖，因此潔淨和平衡脈輪格外重要，要不，你會覺得疲倦、沮喪或甚至生病。

如果某個脈輪阻塞，意味著身體的能量流動也可能受到限制。脈輪不但因此無法吸收新能量，反而會排斥。印度的傳統裡，在第一個脈輪（海底輪）和第七脈輪（頂輪）間流動的能量被稱爲亢達里尼（kundalini）。在不同的瑜珈傳統，爲了達到開悟，人們會透過身體的活動及呼吸技巧來提高能量流動，在進行這些練習時，你連結上來自大地和宇宙的能量，就如你在天使呼吸中一樣。

爲了讓能量能夠流動，每個脈輪必須是潔淨和開啓的。即使只有一個脈輪關閉，來自大地的能量流與宇宙的能量流之間的平衡還是會受到干擾，這會對你的身體和生活造成不和諧的狀況。

被壓抑的情緒會阻塞住不同的脈輪，脈輪最後因停滯的能量而扭曲和堵塞。能量的旋轉因此變得不平衡，或變成逆時針旋轉。如果有這樣的情況，能量會流失，身體的新陳代謝將無法正常運作，也無法將非常需要的新能量吸收到這個特定脈輪。當療程進行時個案也就不能從天使那裏接收療癒能量，因此能量治療的效益會受到限制。在最壞的情況下，脈輪會完全被濃厚能量充塞而無法吸收任何充滿活力的必要能量。我們稱此爲「關閉的脈輪」。

脈輪系統的色彩光譜

雖然人們在感知脈輪的實際形狀上有些微差異（最常見的是像輪子或漏斗），但一般都同意脈輪有不同的顏色。我的經驗是，脈輪依其淨化或阻塞的程度，顏色上會有明暗差別。有時我甚至覺得它們看來混濁，只有在經過特定的脈輪淨化／清理後，它們會再次變得比較明亮和清澈。

七個主要脈輪的顏色就像是彩虹的顏色，也就是所謂光的光譜色。如果混合所有顏色，你會得到純淨的白光。人的身體就像稜鏡般運作，當光在我們的能量管道流動時，顏色被分解，不同的能量波長就被感知爲不同的顏色。

1. 海底輪或根輪　紅色
2. 臍輪或薦骨輪　橘色
3. 太陽神經叢脈輪　黃色
4. 心輪　綠色（帶粉紅）
5. 喉輪　淡藍或藍綠色
6. 眉心輪　深藍或靛藍
7. 頂輪　紫羅蘭色、白色和金色

由於所有的顏色會在頂輪融合，而且更多的光能量也會從上方流入，頂輪也有可能呈現白色。當人們沒有被那麼多光充滿時，頂輪看起來比較是紫羅蘭色。明亮的白光也可能從一個打開的眉心輪散發出來，所以原本的藍色只會在它的周圍呈現。這個現象可以從很多印度神祇的圖像中發現。祂們通常被描繪爲已經轉化了他們的肉體和所有塵世面向的光的存有。

每個脈輪都有一個特定的，與你的身體和心理健康相關的功能。爲了增進對天使療癒法的了解，你必須明白淨化脈輪的重要。因爲脈輪的淨化純粹是跟天使溝通、讓訊息自由流動和療癒的先決條件。透過潔淨而打開的脈輪系統，天使所傳送的頻率可以更輕易地流入。流入的能量會啓動系統和能量管道的功能，因而器官療癒得以發生。（所有的器官都對應著不同的脈輪。）

在每次進行量子天使療程之前，執行者都要先確認自己的脈輪系統是潔淨的，這樣能量才能自由流動。在療程的一開始，他只要單純設定意圖，就可以讓手部脈輪像蓋子一樣，可以從手中央打開。透過量子天使療癒執行者在療程中所維持的高能量頻率，個案的能量因誘導現象進入這個高頻振動。藉著天使的協助，阻塞的能量被轉化，脈輪也被平衡。脈輪將開始以正確的方向旋轉，調整到最佳的大小（直徑三到六英吋，約7.5到15公分），並再次在一直線上對齊。

透過與天使的溝通，量子天使療法的執行者能夠辨識出導致個案問題的能量、信念系統及程式，最重要的是，如何去轉化它們。在療程期間，量子天使療法執行者將手放在個案身體，與能量體的脈輪平行的位置，去感應可能的阻塞。如果個案覺得能量太強，這可能是跟她或他過去所習慣的感覺不同，尤其是當個案的能量層次在療程前很低的話。量子天使療法執行者可以向個案解釋能量絕對不會過多，也絕不會有害。個案只需要呼吸並放輕鬆，打開腳底的脈輪，讓能量流出他的雙腳再進到地底。（只要透過一個簡單的觀想，像是想像腳底中央有個像浴缸的塞子，把它拔起來，就可以讓過多的能量較易流出。）

如果個案的膝蓋在療程中開始疼痛，通常表示能量無法自由地流過膝蓋的脈輪，這個現象會發生在較沒彈性或害怕改變的個案身上，我稱此爲「恐懼踏出下一步」，它在能量上使得膝蓋的脈輪阻塞。仔細檢查天使呼吸的流動並設定你的意圖，以便療癒的能量可以隨意地從你的能量管道流入個案的脈輪系統。

透過定期淨化脈輪，頂輪會開啓，並以正面的方式影響頭部的其他脈輪。這包括了耳輪，它們位於耳朵上方的能量體上，綻放紅色和紫羅蘭色；如果它們被阻塞，看上去會是混濁和灰暗。阻塞的脈輪會限制你與天使們的溝通。一個耳輪關閉的人，在能量上是「聾」的，他無法接收到天使精微的頻率。

如我在第一章所解說的，侷限性的信念及潛意識的恐懼，也會阻礙你接收天使的訊息。你可能會害怕聽見上帝和天使的聲音，或是害怕聽到不愉快的消息。若要進一步發展你的超聽覺力，你必須原諒曾用言語傷害你的人。譬如說，有些人在小時候聽到父母爭吵便關閉了耳輪，在他們能再次完全打開耳輪之前，必須要先原諒父母。

許多人時不時會聽到一些高頻聲音，那並不是耳鳴，而是耳輪正在打開的徵兆，他們因此可以接收到天使的頻率，再透過一些練習，他們就可以轉譯爲訊息。另一個常見的誤解現象是心輪的開啓。很多人關閉心輪以避免情感的傷害，當心輪打開了，他們會覺得有些不舒服，常被誤認是背痛。在每一次的課程中，我們都會有參與者覺得背部有輕微酸痛的感覺，就在心輪的位置。一旦他們了解那是心輪打開的徵兆，是因爲在課程中充滿愛和光的練習所引動，他們就會感到安心。這個背部的不尋常感覺很快就會消失，特別是在跟大天使拉斐爾進行心的療癒冥想之後。

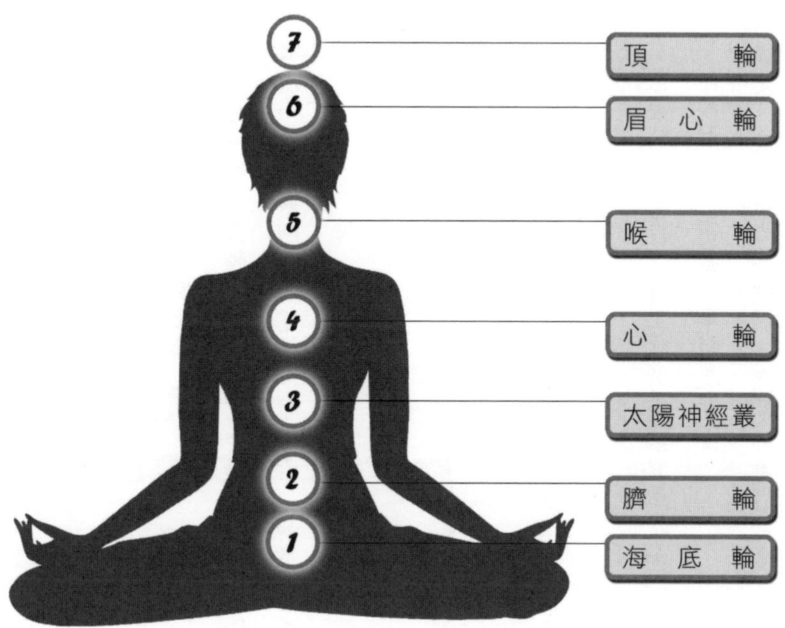
7
6
5
4
3
2
1
頂 輪
眉 心 輪
喉 輪
心 輪
太陽神經叢
臍 輪
海 底 輪

第一脈輪

名稱：海底輪或根輪（梵文：Muladhara chakra）
位置：在脊椎的尾端，會陰靠近肛門之處
相關腺體：腎上腺及生殖腺（卵巢及睪丸）
關係到：大腸、小腸下部、直腸、前列腺、卵巢及睪丸、尿道、膀胱、子宮、尾骶骨、血液、骨髓與細胞的建構、雌激素（如果在懷孕期：胎盤、臍帶與胚胎）

低活動力結果：
在生理層面——對性沒興趣、很難達到高潮、有較高的流產可能、容易得到性交傳染的疾病、經期不定
在情緒層面——缺乏自信、耐力和決斷力、感覺不被愛、害怕被遺棄

高活動力結果：
在生理層面——很強的性驅力、腎上腺荷爾蒙製造增加
在情緒層面——自我中心、吝嗇、專制及傲慢
平衡的效果：穩定、良好活力和健康、無窮的身體能量

主題：事業、財務、家庭、物質上的安全感

顏色：紅色

天使：聖德芬

第二脈輪

名稱：臍輪（梵文：Svadhishthana chakra）

位置：在肚臍的下方、下腹部

相關腺體：腎上腺

關係到：腎上腺、腎上腺素層面、血糖層面、血壓、性腺、卵巢、前列腺、睪丸

低活動力結果：

在生理層面——腎臟及脾臟功能不規律、性能量受干擾、性冷感、無生殖力、卵巢發炎、低血壓

在情緒層面——嗜睡、容易抑制感受、有執著於他人的傾向、易感到愧疚、冷漠

高活動力結果：

在生理層面——過多性能量、不消化、尿道或前列腺癌、高血壓

在情緒層面——負面、壓抑
平衡的效果：友善、樂觀、有創造力、傑出的想像力
主題：上癮（藥物、酒、食物、性愛等）
顏色：橘色
天使：加百列及拉斐爾

第三脈輪

名稱：太陽神經叢脈輪（梵文：Manipura chakra）
位置：在肚臍上方和胃的區域
相關腺體：胰腺
關係到：胰臟、胃、脾臟、肝臟、膽囊、神經系統、骨骼、下背肌肉
低活動力結果：
在生理層面——新陳代謝器官功能低落、容易骨折、胰島素製造功能失常、神經衰弱
在情緒層面——沮喪、拒絕、缺少信任、擔心別人的想法、害怕獨處、困惑、情緒

感受不敏銳

高活動力結果：

在生理層面——糖尿病、胰臟炎、下背肌肉痠痛、快速的新陳代謝、神經緊張

在情緒層面——脾氣大、批判性的想法、工作狂、完美主義、苛求、過於情緒化、對情感／人際關係不滿足、在性與愛之間缺乏連結

平衡的效果：自發性、外向、快樂、放鬆、自我尊重、強大的個人力量、覺知自身的天賦及才能

主題：力量與掌控

顏色：黃色

天使：米迦勒、拉斐爾、烏列爾

第四脈輪

名稱：心輪（梵文：Anahata chakra）

位置：胸腔的中央、跟心臟同水平

相關腺體：胸腺及副甲狀腺

關係到：骨骼、肌肉組織、心臟、下肺部、血壓、血液循環系統

低活動力結果：

在生理層面——心律不整、循環差、免疫系統弱

在情緒層面——擔心自己、沮喪、偏執狂、妄想、優柔寡斷、害怕受傷害、害怕放手、害怕被遺棄、懷疑、沒安全感

高活動力結果：

在生理層面——心臟病、肺炎、心理失調

在情緒層面——易有挑釁行爲、吹毛求疵、情緒化、憂鬱、躁鬱

平衡的效果：同理心、願意看見每個人的優點、友善、心智敞開、心胸開闊、沒有偏見、眞誠的、積極參與社交活動

主題：人際關係、愛及寬恕的能力、超感應力

顏色：綠色及粉紅色

天使：夏彌爾

第五脈輪

名稱：喉輪（梵文：Vishuddha chakra）

位置：頸下部、鎖骨上方、甲狀腺、與脊椎神經和椎體外神經系統相連

關係到：支氣管、氣管、食道、頸部、頸部肌肉、脊椎、下顎、耳朵、甲狀腺、喉頭

低活動力結果：

在生理層面——甲狀腺機能減退／低下、脖子僵硬、有限的聽力、支氣管氣喘、長期感冒

在情緒層面——恐懼、畏縮、保守傾向、安靜、矛盾、不可靠、軟弱、無法表達想法

高活動力結果：

在生理層面——甲狀腺亢進、甲狀腺感染、喉嚨發炎、食道癌

在情緒層面——傲慢、自以爲是、饒舌、獨斷、上癮

平衡的效益：自足、活在當下的能力、成爲優秀演說者的能力、輕鬆提供訊息的靈性老師的能力

主題：自我表達、溝通、說眞相、要求協助、創造力

顏色：淡藍色及帶綠的藍

天使：夏彌爾及薩基爾

第六脈輪

名稱：眉心輪（梵文：Ajna chakra）

位置：在雙眉中間約一指之上，相對應的位置是在頭骨底部的延髓；與腦下垂體和小腦連接

關係到：平衡器官的新陳代謝、中樞神經系統、笑肌、頭和臉部的血液循環

低活動力結果：

生理層面——垂體前葉功能減退症，常稱爲西蒙式症（有限的身體及心智活動、無月經、蒼白、疲倦）、發育不良、耳聾

情緒層面——不肯定、缺乏紀律、高度敏感、極有同理心、害怕成功

高活動力結果：

生理層面——尿崩症、巨人症、敏銳的聽力、視力和嗅覺能力、鼻竇不適

情緒層面——自大／利己主義、驕傲、操控、宗教式獨斷作風

平衡的效果：魅力、可接觸到所有知識的源頭、心電感應、星光體出遊能力、被引導的能力、超然於物質事物、對死亡無懼、與前世連結、對名聲沒興趣、在世俗方面很幸運、自我掌握

主題：靈視力

顏色：深藍色、靛藍

天使：拉吉爾

第七脈輪

名稱：頂輪（梵文：Sahasrara chakra）

位置：頭頂，與腦下垂體連結

關係到：各器官的健康成長

低活動力結果：

生理層面——視力衰弱、視覺的損傷、在青春期發展錯誤的性別器官、腦部衰弱、慢性／長期疲勞

在情緒層面——完全不快樂、無法做決定

高活動力結果：

生理層面——固定發作的偏頭痛、退縮、頭部腫瘤、睡眠障礙

情緒層面——持續的挫折感

平衡的效果：對宇宙訊息開放、戰勝／克服物理法則的能力、可全面接通無意識和潛意識

主題：對上帝的信任和信心、神聖的指引、對事件的直覺知曉

顏色：紫羅蘭色、白色、金色

天使：麥達昶

與天使進行脈輪淨化

這是非常有效和深度的練習。你必須要完全準備好放下舊能量、舊模式和侷限性的信念體系。不必擔心靜坐冥想時要使用的確切字眼，以下的文字會有助你了解整個概念，並對你有所啓發。大天使們知道你的意圖，你可以信任祂們每次都會竭盡所能地去

清理並重整你的脈輪系統、平衡你的情緒、移除受限能量、協助你的自我療癒和你所需的一切。

*舒適地坐在椅子上。平靜沉穩的吸氣和吐氣。感受到透過每一次的呼吸，你越來越放鬆。

*把注意力放到雙腳，觀想你的腳底向下長出了能量的根。這些根深入地底，將你與地球的能量中心緊密連結。

*以意願打開你的腳部脈輪，請大天使聖德芬清理並淨化。

*打開膝部的脈輪，想像你把膝蓋向外伸展，很多人膝蓋的能量阻塞了，通常這是為什麼會有無法解釋的膝蓋疼痛的原因。你可以請大天使聖德芬移除這些阻塞的能量，祂會協助的。

*接著把意識帶到海底輪。請大天使聖德芬擴展海底輪，並清除所有有害能量和侷限性的信念系統，療癒與海底輪有關的一切。

*現在想像你透過頂輪深深地吸氣，並用力透過海底輪吐出。想像你的海底輪被淨化了。

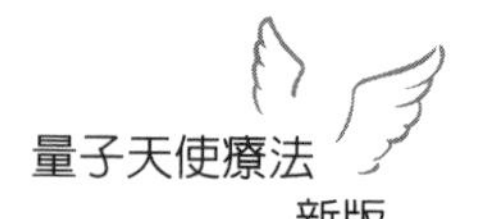

＊當你感受到海底輪被淨化與潔淨後，把意識帶到臍輪，請大天使加百列協助這個脈輪的開啓、清理與淨化。再次透過頂輪吸氣，但這次是透過臍輪吐氣。

＊現在將意識帶到太陽神經叢——第三脈輪。請大天使米迦勒、拉斐爾和烏列爾協助並支持這個脈輪的開啓、清理和淨化。召喚米迦勒到太陽神經叢，拉斐爾到你的左側，烏列爾到你的右側。要求這三位大天使開啓、潔淨並平衡你整個情緒中心。再次透過頂輪吸氣，這次是透過太陽神經叢吐氣。多花些時間在這個脈輪上，因為通常需要被清理的大都是在這個部位。

＊現在將意識帶到心輪，並請大天使夏彌爾幫助和支持這個脈輪的開啓、清理、淨化與療癒。從頂輪吸氣，透過心輪吐氣。

＊接下來把意識帶入喉輪。請大天使夏彌爾和薩基爾幫助及支持這個脈輪的開啓、清理和淨化。多數人的喉輪是緊閉的，因此需要特別的關注。（清理和移除能量上的阻塞原因可能需要更多時間。）透過頂輪深深吸氣，然後由喉輪吐出。重複幾次這個動作。

＊接著把意識帶到你的第三眼，祈請大天使薩基爾去協助和支持眉心輪及所有頭部脈輪的開啓、清理和淨化（譬如耳輪）。你可能會感到頭部某處有些壓力或甚至

輕微疼痛。這是正常的。這只是顯示脈輪被啓動運作。現在，透過頂輪吸氣，從整個頭部呼出，持續這麼做。在進行的時候，感受或想像所有頭部的脈輪都被徹底淨化了。

*最後，把意識帶到頂輪。請大天使麥達昶協助並支持這個脈輪的開啓、清理和淨化。一次次地透過頂輪吸氣與吐氣。

*現在，請大天使麥達昶讓純淨的金白色神聖之光從第三眼的脈輪進入你整個氣場和身體系統。感覺這美好有力的能量在你所有的細胞裡，這些細胞就像微小而充滿光的碗狀物，每個細胞都充滿了能量，每個細胞都是健康的。感受自己的神力。感覺你透過愛連結了整個宇宙。

*你想停留在這樣的冥想狀態多久就多久，然後慢慢回到你有意識的覺知裡。

大天使加百列開啓你的能量管道

你可能認爲要開啓你的能量管道需要一個特別的儀式或點化，而只有某些人才能提供。其實不然。每個人都能打開自己的能量管道。固定練習下列的冥想會很有幫助：

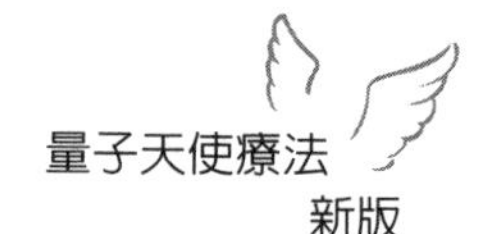

＊讓自己舒適地坐著或躺下。用鼻子深深吸氣，透過嘴巴吐氣。確定你的衣著是舒適的，而且沒有其他事情會干擾你的冥想。關掉電話，這段時間只保留給自己。

＊在身體放鬆之後，請大天使加百列協助，請祂開啓並擴展你的能量管道，讓光能夠以不同的高頻率充滿你的能量管道。

＊你可能會感知到光的顏色。你可以有意地觀想你的脈輪的顏色（紅、橙、黃、綠、藍、靛藍、紫／白）。如果你感知到的主要是紫羅蘭或淡紫色調，那就代表轉化正在發生。

＊花足夠的時間做這個練習——大約二十分鐘。一次次地吸氣，然後把一直阻塞在你能量管道的一切呼出。要求天使讓能量管道的開啓與擴展是謹慎且和緩地進行。

經過這個冥想，能量就能自由地在你整個系統流動。你將開始處理舊有的、阻滯的能量，並以嶄新、充滿生命力的能量取代。它會潔淨你的系統、提高你的頻率及加速你的療癒。這個過程會持續幾個星期，而當淨化和排毒在進行時，被釋出的毒素有時會引發短暫的不適，之前的疾病或創傷情境的回憶也可能浮現。不只是身體可能有些反應

（譬如皮膚癢、類似流感的症狀），一些沒被處理的情緒能量也會影響你的感受（例如悲傷、沮喪、憤怒）。這是你的療癒過程的一部分，爲了讓你更健康，將有害能量從你的能量管道清除是非常重要的事。

用死海的浴鹽洗澡（見第三章）是降低不適副作用的有效方法。

我推薦你一週至少做一次上述的練習，直到你能清晰感受到這個新的能量和你的幸福感。

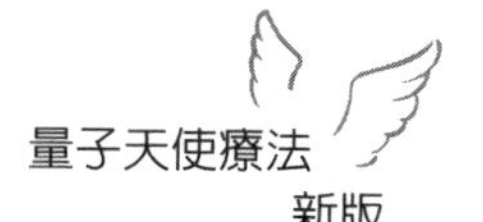

第六章　第三眼與松果體

閉上你的肉眼，這樣你才能先以靈性之眼看到你的畫面，然後把你在黑暗中看到的說出來，這個畫面會眞實的反映他人。

——卡斯伯．大衛．佛列德列克
浪漫派德國畫家（西元1774-1840）

所謂的第三眼在許多傳統文化裡扮演了重要角色。一般都同意這個說法——第三眼位於前額的中央，它的開啓能增加對精微能量的感知。對於我們的祖先來說，第三眼的知識、靈視力及其他超自然現象是相當常見和正常的，就算在今天，對美洲印第安人和澳洲的土著居民等原住民來說也是如此。

隨著時間推演，所謂的文明世界的人們，主要重心都放在物質層面，第三眼使用得越來越少。因爲不用的結果，第三眼深嵌入頭骨，留下了松果體（或稱松果腺）。

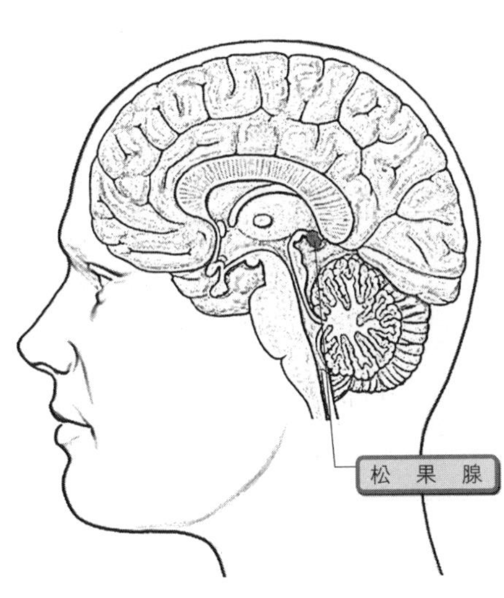

松果腺是存在於脊椎動物腦裡的微小內分泌腺，它製造褪黑激素（melatonin），是一種影響睡眠—清醒模式與季節功能調節的荷爾蒙。它的形狀就像一小粒松果（這是名稱的由來）。它位於大腦的中央附近，裹在兩個圓形丘腦的接合處。松果腺的顏色是帶紅的灰，大約豌豆大小（8釐米）。據稱在過去它大上許多：約直徑一英吋（2.54公分），平均重量爲100毫克。

古希臘人將松果體視爲一個器官，一個能看進非物質世界和靈魂寶座的眼睛。亞歷山大學院的解剖學家便相信松果體是一個活門，控制著記憶的河流；這些記憶被推測包含了過去的累生累世。

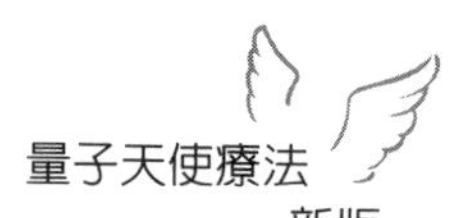

「我思故我在」的理性主義創始者笛卡兒，明白松果體與雙眼的直接連結，他說：「在大腦裡有個微小腺體，靈魂在此運作它的功能遠勝於在身體的其他部位」。

現代的研究指出，內在的能量直接流過松果體的中央，因此，這個腺體就像個「眼睛」，它能夠感知電磁場；它能看見另一種頻率層次的能量。我們人類一直被四周的精微能量與資訊流所環繞並受到它們的影響。然而，我們並無法用我們的五種感官去領會這些能量。如果我們能夠有意識地引導能量流過松果體，我們就能感知到環繞身邊的電磁場並增強我們的直覺力。

無論如何，對多數人而言，流經大腦這個區域的能量並不足夠，因爲它已經阻塞了（像是被侷限性的信念系統所阻礙）。結果就是，人們所感知到的現實是非常受限的。啓動松果體，（可以透過日光、光的冥想、脈輪淨化和水晶），能夠「開啓第三眼」，並讓你的靈性和神奇能力重新被喚醒。

以天使光暈水晶開啓第三眼

下列的練習是受到朵琳・芙秋《天使的訊息》（*Messages from Your Angels*）裡的「打開你的第三眼的七個步驟」所啓發。我發現量子天使療法的附加技巧——天使呼吸法、天使療癒處方、天使光暈水晶和大天使拉吉爾的協助——能夠大幅提高這個練習的效果。運用這個練習你就能更容易且不費力的接收到圖像式的天使訊息。

如果你害怕靈視力，你應該用天使的處方先消除可能有的恐懼和情緒阻塞。我建議你跟量子天使療法工作者一起練習，他會引導你進行能量上的轉化，幫助你釋放你的恐懼。

圖像式天使訊息類似你在夢中接收到的畫面；你並不是用你的肉眼看見，而是用你的內在眼睛。你會需要花些時間去熟悉用肉眼看見個案在你面前的同時，也能接收到天使要傳達給他們的訊息。天使們只會傳遞對個案有幫助與支持的能量信息。接收圖像式的天使訊息就像是自發性的想法或突然記起一個事件一樣。

靈視力有不同的層次，它經常被形容爲看穿不同次元的帷幕。就像電視，你也可以打開、關上或把圖像式天使訊息轉成靜音。你越放鬆，就越容易接通天使的頻率。經過一些練習，你也有可能接收到環繞在周遭的能量影像，例如看到顏色，以及看到能量形式的存在體，好比天使和精靈。

以下是使用天使光暈水晶爲個案開啓第三眼的方式。

請個案：

＊舒適的坐在一張椅子上，深呼吸幾次並放鬆下來。個案必須知道，對每個人來說，接收及看見內在圖像是自然的，就像在夢中所見，而他也準備好要去釋放所有可能的阻塞和／或在第三眼上的封印。

＊以天使呼吸法去連結個案的天使。召喚大天使拉吉爾協助支持開啓第三眼。

＊放鬆並持續深深的吸氣與吐氣。

＊用意念與呼吸去釋放不純淨及堵塞的能量。

＊個案的身體可能覺得溫暖或感到些微刺痛。

＊個案可能聽到和／或接收到圖像式的天使訊息。

＊個案可能看見光、顏色和天使。

在這個練習中，量子天使療法執行者：

*也同樣進行天使呼吸法並連結他的天使。

*將天使光暈水晶拿在右手，請大天使拉吉爾送束白光，讓白光穿透水晶，淨化它所吸收的能量。

*將天使光暈水晶拿在手上，放在個案的第三眼脈輪的位置，同時用中指指向個案前額。

*將另一手的中指放在個案頭後方的最高處，與第三眼脈輪平行。

*觀想一束明亮，像雷射光束般的白光來自中指，穿過水晶和第三眼脈輪，觸及了另一手的中指，就像是電池的迴路。

*請大天使拉吉爾用祂的能量強化這道光束，並清除所有心靈碎片（無法解釋的恐懼、憤怒、哀傷、焦慮、負面想法等等）和情緒的堵塞封鎖，好讓第三眼能夠開啓。這通常會花上二至三分鐘。

*右手握住水晶，放在個案右耳的上方，送出光束到頭部的另一邊（另一手的中指在左耳上方）。現在能量會流經耳輪。

＊請大天使拉吉爾用祂的能量強化這道光束，並清除所有心靈碎片和情緒的堵塞，讓耳輪能夠開啓。這通常需要花上二至三分鐘。

＊將雙手同時移到個案頭部後方的最高點，並以掃去（揮手）的動作這樣重複幾次。就像是用刮刀去清理車窗玻璃上的雪跟冰一樣，執行者用水晶去擦拭及清理第三眼，同時觀想有道白光瀰漫了頭部後方。這個意圖不僅是去清理及打開第三眼，也是將第三眼鉤到頭部後方的枕葉（視察訊號處理區）（注：朵琳・芙秋解釋「第三眼和枕葉如果沒有連結，我們就無法覺察或理解視覺影像。就像播放一部電影卻沒把投影機的燈光打開一樣。」）

＊設定你會了解所接收到的畫面和圖像訊息的意圖。

＊改變手的位置。用右手握住天使光暈水晶，放在個案的第三眼前方，然後以擦拭的動作慢慢掃過第三眼。做這個動作時，帶著移除可能在第三眼上的封印的意念。

＊請大天使拉吉爾移除可能被另一個人或存在體為阻礙當事人的靈視力而放入的詛咒、魔法裝置、限制性的誓言及任何的遮罩。

練習結束後，感謝天使的協助。

第七章　天使們的任務

從聖經裡，我們知道天使是信差，是稍來信息者。例如，大天使加百列對馬利亞宣稱兒子即將出生；耶穌誕生時天使們齊聚在場，並向牧羊人報佳音；天使們在第一個復活節把空墓穴的石塊移走等等。此外，天使保護並協助人類[1]。聖經裡提到了不同種的天使[2]，但並未提及明確的天使位階，而是由祂們不同的任務來區分。六翼天使（撒拉弗——或稱熾天使）、小天使和座天使景仰上帝並爲我們人類向上帝祈請和說項。主天使、力天使及能天使是一切造物的領導者和保護者。權天使、大天使和天使們看顧世界，並從天界將訊息帶給我們。

有些非出自聖經的資料來源呈現了天使界的位階（像是西元三世紀的歷代志以諾書），顯示有些天使可能比其他的天使重要——或是位階太高而無法與我們溝通。我們本身對權威和懲罰的恐懼，以及「犯罪」的概念，也都會妨礙我們的療癒還有跟天使的

1. 參見詩篇91篇；但以理書第6章22節；馬太福音第18章10節；路加福音第16章22節；使徒行傳第12章。
2. 參見撒母耳記第4章4節；以賽亞書第6章；以弗所書第1章21節；歌羅西書第1章16節。

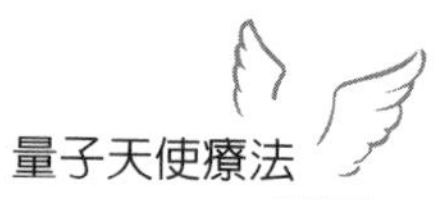

溝通。上帝代表愛與創造的最高源頭，不論你根據你的宗教或信念系統是如何稱呼這個源頭，祂的愛都是純粹和無條件的。你絕對可以信任上帝總是會對你的特定情況派出正確的天使。

每個人都有一位或多位指派給你的守護天使。很多人想知道他們守護天使的名字，但並不是所有天使都有名字；然而，祂們都有特定的功能，還有我們會漸漸熟悉的特殊頻率。有時候祂們會接受名字，好讓我們比較容易跟祂們發展有意識的關係。祂們也能以不同的形式、顏色和形體，讓我們以不同感官去感知祂們的能量。守護天使提供支持與協助，但絕不會干擾或主導我們的生活。

我們人類做出自己的決定，並且有責任以上主的賜予去辨識祂的道路[3]。是上帝以祂的形象造了我們，不是天使。耶穌也使祂的追隨者，而非天使或大天使，作爲神的繼承者[4]。歌羅西書第二章十八節說：「我們不要崇拜天使，或是使祂們變得比上帝還重要。」

我也要強調，並沒有邪惡和暗黑天使的存在——就如沒有乾枯的水或冰冷的火。然而，確實有惡魔會僞裝成天使，但跟天使不同的是，他們會企圖膨脹你的自我或使你偏離耶穌或聖經，有時他們甚至會宣告一個新的教義。他們會抓住任何機會來抬高自己，並灌輸恐懼給人類。天使跟黑暗及邪惡對抗，但天使絕非邪惡的，祂們永遠是光和純淨、無條件的愛的存有。

大多數的天使在特定的頻率閃耀，我們因此能認出祂們。祂們的能量總是充滿感情；有時溫和，有時非常有力量。有的天使感覺相當女性化，有些較陽剛，但祂們基本上都是雌雄同體的存有。祂們看起來很年輕，不受時間影響；祂們永遠充滿了能量。有些穿著美麗的衣裳，有巨大的翅膀；有些是透明的，很像能量雲或是光球。

天使帶來的訊息總是中立而沒有批判。有時是歡樂、慰藉、有幫助的。天使絕不會說某某事一定要說或是一定要做。在祂們的字彙裡沒有「必須」。祂們絕不會下命令或是為人們做決定——祂們尊重我們每一個人的自由意志。

天使總是環繞在我們身邊，負責特定功能與任務。祂們保護我們、看顧我們，在幕後為我們的最高福祉工作。在我們著手新計畫、找工作、遇到感情問題、財務困境、需要淨化能量體和其它許多狀況的時候，祂們都能幫助我們。祂們看顧我們的睡眠和自我療癒的過程。若我們遭遇死亡危機但壽命未到該盡之時，祂們會以「注意那輛車！馬上

---

3. 網址 http://www.spirithome.com/discernment.html。

4. 「天使豈不都是服役的靈，奉差遣為那將要承受救恩的人效力嗎?」——出自希伯來書第1章14節。

剎車！」這類的訊息直接介入。

大天使

大天使通常較一般天使巨大、更有力量。祂們有廣泛的功能及任務，這是爲何有時祂們被稱爲天使的「管理者」。大天使經常帶領一整群天使（天使軍團）協助完成各種任務。

接下來，我要向你介紹我有接觸的大天使，並且描述我是如何感知祂們的能量。當我教授課程時，我引導學員自己去認識祂們，在天使呼吸法的協助下這會很容易。接著，我們比較彼此的經驗。每個學員接觸大天使的感受都會有些微差異，感知的方式也不同，可能是以顏色、振動、一個特殊的訊息或禮物的形式感應。就像是一群人以不同的方式去描述同一幅畫一樣，我們都以不同的感官和自己的方式去感知能量。參加工作坊的多數學員都有類似的天使經驗。然而，有些人對大天使米迦勒的臨在感覺特別強，而有些人則是與大天使拉斐爾或加百列較爲共振。經驗沒有對或錯——它純粹是你的個人經驗。

在施行量子天使療法時，重要的是要知道你連結的是哪位天使，以及在療程中你跟誰一起工作。能夠肯定認出所連結的大天使，比起不確定收到的能量和訊息來源更爲重要。我的建議是先選擇一到三位大天使，好好認識祂們，之後再把你的練習擴展到跟其他大天使或光體一起工作。

根據不同文獻的來源，你會發現關於大天使數量的資料有很不同的說法。在我的觀點，這是因爲有些天使尚未進入我們的覺知或意識——就像恆星及行星要直到被科學家發現，我們才知道它們的存在。在未來我們將會發現——或說較爲覺察——更多「新」的大天使。

大天使能夠在同一時間出現在許多不同的地方，因此在同個時間幫助不同的人。所以，請不要認爲大天使米迦勒太忙而無法協助你。祂距離你永遠只有一個天使呼吸，一個念頭之距。

當你想召喚天使協助但不知道祂們的名字或功用時，請不要猶豫，你不會犯錯的。只要透過天使呼吸法，與上帝連結，祂會指派能夠支持你的天使前來。我給了大多數的大天使「暱稱」來描述祂們的功能，這會讓我比較容易記住祂們的角色。我所選的名字並不代表一般的認定；你也可以自己取。你可以根據你需要協助的問題來召喚天使，例如愛的天使、慈善天使、豐盛天使、旅行天使及家庭天使。當進行天使呼吸的時候，用你的心去連結上帝，然後這麼說：「親愛的上帝，今天請送出療癒天使給我。」

亞列爾（Ariel）

亞列爾這個名字象徵「神的獅性」。聖經裡提到亞列爾和所羅門王有關。這個大天使在圖片和藝術作品上都是與獅子一起出現。祂的能量感覺起來相當女性化、清澈而可靠。亞列爾的光暈顏色是淡粉紅，與祂有關的水晶是粉晶。祂協助療癒動物，特別是野生動物；祂也保護環境。

我稱亞列爾爲綠色和平天使，因爲祂能淨化地球的水，並且保護它們的棲息者。祂也協助受絕種威脅的動物物種。如果你投入的計畫與環境保護有關，亞列爾能夠提供有力的支持。亞列爾與眾所周知具有神奇力量的自然界精靈密切合作，這些精靈和仙女也能夠幫助人類實現願望。

愛瑟瑞爾（Azrael）

愛瑟瑞爾這個名字代表「神所幫助的人」。祂的能量感覺起來舒服、沉靜和強大。

祂的光暈顏色是乳白和溫和的金黃，跟祂連結的是黃色方解石。這位大天使的任務是支持瀕死之人和他們所愛的悲傷親人，我稱祂爲悲傷天使。祂幫助將死之人跨越到彼岸、釋放和舒緩痛苦。若你失去了摯愛（或寵物），但他的死亡對你來說沒有道理，你感到絕望並想尋求答案，這時你可以請愛瑟瑞爾協助。

當經歷變動的時期，許多事情會結束，你會覺得像是某人或某事正在「死亡」。這個改變可能是一段關係／感情、事業的結束，或甚至住家環境。你的自我也必須死去，有時對一些人和物要放手。愛瑟瑞爾將在這些艱難時刻協助你，引導你的生命到一個更好的境界。如果你知道某人可能自殺，請要求上帝的協助，並祈請愛瑟瑞爾提供祂充滿愛的支持和慰藉。

夏彌爾（Chamuel）

夏彌爾的名字意味「看見神的人」。祂的能量感覺起來是力量和平靜兼具——彷彿無物能撼動祂。在祂強大的愛的臨在下，沒人能夠抵擋。如果你透過天使呼吸與夏彌爾連結，你會感受到一陣溫暖，身體會立刻有微刺感。祂的光圈在淡綠、白色和紅色之間變換，對應祂的水晶是綠螢石。夏彌爾保護這個世界免於令人恐懼的低能量生命形式的傷害，並且帶來和平。我稱祂爲保鑣天使，因爲祂能擊退一切想要攻擊或控制這個世界的企圖。

如果你害怕可能發生的負面影響或災難，你可以請夏彌爾驅離這個影響並保護你。甚至如果你害怕你的孩子、家人或朋友會涉入不好的情況，或是他們已經受到負面影響，你都可以要求夏彌爾協助。夏彌爾協助創造一個能夠負荷你所有關係的基礎，不論是工作場所或私人生活。如果你還沒找到你的人生伴侶或人生目標，你也可以請夏彌爾指引。祂會協助你找到你期望的一切，並去除對你不再有用或適合的情境、對象及／或目標。

加百列（Gabriel）

加百列的名字爲「神是我的力量」。這位大天使感覺溫柔、支持、女性化，但同時又是強大有力的，像是祂要吸引你的注意力並指引你方向。祂的光圈顏色是古銅和黃色，你也能感知祂的能量像淡紫色。跟祂相關的水晶是黃水晶。在聖經裡，加百列對耶穌的母親馬利亞宣佈耶穌的誕生，而根據伊斯蘭傳統，加百列口諭古蘭經給先知穆罕默德，因此我稱加百列爲使者天使。

如果你在受孕上有問題、懷孕與生產有困難，或是想領養一個孩子，你都可以請加百列協助。新計畫和創意方案的「誕生」——例如，寫一本書、作曲、電視或廣播節目的概念發想，或是一項藝術品的創生——加百列都會如教練般在你身旁支持，並且排除可能導致方案延遲的恐懼與懷疑。加百列確保創意能量的自然流動，只要計劃是能協助人類並帶來正面轉變，祂會促使它們成功並廣受注意[5]。

漢尼爾（Haniel）

漢尼爾的意思是「神的恩典」。這位大天使的能量感覺起來很輕盈、有耐性、女性化和神秘。祂的光暈是藍白色，像滿月的微光，與祂相關的療癒石是月光石。漢尼爾支持女性的週期循環；祂也自然跟月亮的週期有關。如果你對月亮、占星學及天文學，還有靈性和自然療法有興趣，漢尼爾會支持你的工作。如果你使用水晶來療癒或製造處方、處方茶和處方乳液，你可以請漢尼爾協助。如果你想增進你的靈性能力並強化心靈天賦如靈視力，漢尼爾會指引你作法。

5. 大天使加百列也是本書的經理人。

如果你的生命裡有個重要事件即將到來，或許是出席公眾場合、面試或類似的事，你可以請漢尼爾陪伴。祂會幫你消除緊張，以和諧環繞你。我稱漢尼爾為女性的天使，因為祂隸屬於金星。

耶利米爾（Jeremiel）

耶利米爾的名字象徵「神的慈悲」。祂的能量感覺起來很有支持性並帶來啓發。祂的光暈顏色閃耀著明亮的紫羅蘭和燦爛的白，跟祂相關的是紫水晶。耶利米爾協助增進靈視力、預言式的願景和夢的解析。如果你想了解為何某些事件發生在你的生命，也想檢視過去並看到未來，耶利米爾能夠協助你轉化可能的情緒阻塞或受限的思想形式或程式。耶利米爾也能幫助你原諒自己和別人。我稱耶利米爾為先知天使。

約菲爾（Jophiel）

約菲爾這個名字表示「神之美」。這位大天使的能量令人感覺振奮、愉悅和美好——宛如祂要將你擁入懷中跳舞。祂的光暈是玫瑰色帶金色，指派給祂的療癒石是粉紅碧璽。祂的任務是鼓舞你並幫助你以美好、正面的態度思考。祂協助你化解負面事物和混亂，以及負面的宗教模式與程式。祂將美帶入你的生活，也帶入愉悅的經驗。

如果你工作過量、有很大的壓力，這世界對你來說糟透了，請召喚約菲爾並要求祂帶來轉化。我稱祂爲好心情天使。你可以跟約菲爾一起冥想，尤其是當負面念頭圍繞著你打轉，而你似乎總無法掙脫心智上的制式思考時；祂能幫助你找到解決問題的創意方法。約菲爾也是藝術家的保護者；祂支持所有跟美、創意與藝術有關的計畫。

麥達昶（Metatron）

麥達昶是目前爲止名字沒有以 el 結尾的天使，字尾 el 意味著「來自神聖的源頭」。麥達昶有另外的淵源：祂曾以先知以諾之身生活在地球。以諾在聖經裡被描述爲「與上帝一同行走」。在祂身爲人類的轉世，他保有神賜予的純淨，在死後被揚升爲大天使麥達昶。祂的能量感覺強壯、全知、清晰與純淨，宛如在祂之內有整個地球的知識。祂的光暈顏色是藍綠及玫瑰色，指派給祂的療癒石是碧璽（礦物學名爲電氣石）。祂的其中一項任務是保護阿卡西紀錄編年史，這是涵蓋了所有生命形態的生命之書。

麥達昶在天地之間冥想。祂幫助我們更了解天使的領域。如果你想在生命中改變什麼，例如與前任伴侶的契約，或你在這生或其他世所許下的承諾，你可以祈請麥達昶消

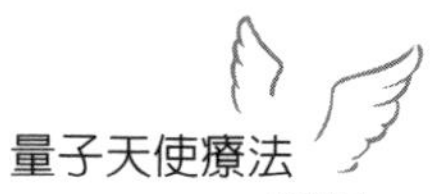

去在你生命之書裡的能量登錄事項。完成後，你就能改變你的靈魂契約，寫下你的願望與意圖，它們便能輕易地顯化在你的地球生活裡。

麥達昶也幫助學習困難和童年期的問題。如果你要處理的事情是跟無法集中注意力或欠缺學習動機的孩子有關，你可以請麥達昶幫忙。許多具靈性天賦的孩童被錯誤診斷爲注意力缺失症（ADD）或注意力不足／過動症（ADHD），然後被施以藥物治療。你可以要求麥達昶的協助，祂會幫助你找到另類的治療法。

米迦勒（Michael）

這個名字意味「與神相似者」。這位大天使具有策略家及領導者的能量，祂有力的臨在會立即被感知——經常是感到熱或是溫暖。祂有金色帶藍色的光暈和一些紫紅色，祂所代表的療癒石是舒俱徠石。祂主要的任務是使地球及其住民免於恐懼和負面能量。大天使米迦勒協助以靈性老師或療癒者身份傳播靈性知識的光行者（不論是全職或是在朋友及家庭圈中扮演這樣角色的人）。

我稱米迦勒爲戰士天使；祂常手握一把能切除以太能量管並發出藍光的劍。祂協助我們脫離負面的依附／執著和負面存在體，並協助我們釋放各種形式的恐懼。大天使米迦勒也是警察的守護神。任何時刻你遭遇困難並感覺虛弱或受到威脅，你都能請米迦勒給予保護與協助。

拉貴爾（Raguel）

拉貴爾意味「神的朋友」。拉貴爾的能量讓人感到可以倚賴、有保護性。如果祂就站在你背後，你會感覺到勇氣與信任。祂的光暈顏色是淡藍色，與祂相應的水晶是海水藍寶及水光水晶[6]。

祂通常被稱爲正義與公平天使，因爲祂協助所有被剝削及被惡劣對待的人。拉貴爾就像是位靈性諮商師、治療師和律師，祂確保每件事都以正常、和諧的方式運作並符合神的旨意。每當你感覺沒受到公平對待或是被欺騙，你可以祈請大天使拉貴爾的協助。祂會幫助你化解衝突，促進他人的合作意願並消除誤解。拉貴爾增強你對生命的信任，爲你每天的生活帶來和平與和諧。我稱祂爲正義天使。

6. 水光水晶是在天然水晶裡注入純金所產生。水晶及純金兩種獨特的實體摻和在一起，呈現出漂亮的藍色水光水晶。

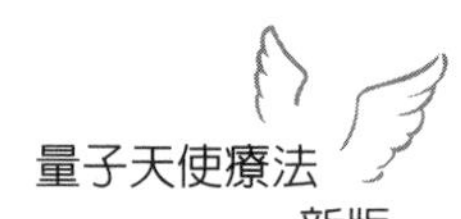

拉斐爾（Raphael）

拉斐爾的名字表示「神所療癒者」。祂的能量感覺起來是親切、溫柔和友善，彷如所有事都是輕鬆運作。祂的光暈顏色是祖母綠和金色，祂所連結的是孔雀石。拉斐爾協助療癒所有人類及動物的疾病，祂支持所有以療癒爲業的人，包括進行療程中的療癒者。拉斐爾會與祂的助手天使一起完成能量療癒和以太體的手術。拉斐爾也能幫助你決定對某位病患要選擇哪種治療方式，或是療程要持續多久。祂提供另類處方的諮詢並透過執行者傳導具療癒性質的冥想。

大天使拉斐爾與大天使米迦勒常以小組形式工作，祂們一起將負面存有從人類的能量場和場所中移除。如果你想淨化住家和工作場所的能量，你可以召喚這兩位天使的幫助。

拉斐爾治療源自此生或前世靈性活動所造成的情緒創傷，祂也能協助開啓第三眼。我稱拉斐爾爲療癒天使。祂也是爲人所知的「旅行者的守護神」，祂能提供安全的飛行、順利的交通，以及旅行中的愉悅住宿。在人們尋求眞理、療癒與愛的內在旅程時，祂也給予保護。

拉吉爾（Raziel）

拉吉爾的名字表示「神的祕密」。這位大天使的能量感覺起來微妙纖細、不可思議和神祕。祂的光暈閃耀著彩虹的所有顏色，祂的療癒石是白水晶和天使光暈水晶。拉吉爾協助化解靈性及心靈的阻塞或障礙。（許多是來自療癒者的過去世；他們因爲靈性能力而被處決、折磨或懲罰。）如果你想發展和運用靈性能力，拉吉爾能幫助你接收上帝透過天使傳遞給你的訊息，讓你能聽見、看見、感受及理解神聖的指引。

祂也幫助你了解靈性概念及宇宙法則。譬如說，祂能消融你受限的宗教信念並協助你接通鍊金術、量子物理和神聖幾何的知識。如果你想彰顯內心的渴望，拉吉爾會以祂的智慧指引你宇宙的祕密，與你並肩而行。我稱祂爲天使中的魔術師。透過祂的協助，奇蹟發生，障礙被消除，你認爲不可能的事都可以顯化成眞。

聖德芬（Sandalphon）

聖德芬是希臘文，意思是「兄弟」。跟麥達昶的名字一樣，聖德芬也不是以 el 結尾。你可能從聖經裡知道，聖德芬曾是先知以利亞（Elijah）。你可以稱以利亞與以諾（麥達昶）爲兄弟。上帝指名祂們爲不朽的大天使，以繼續祂們在地球上的神聖工作。

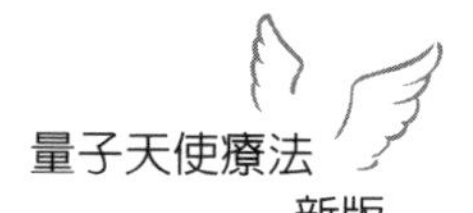

聖德芬的能量感覺起來非常年輕和有效益。祂能協助你轉化人們傾向背負在身上的所有沉重能量與情緒負擔。祂的光暈顏色是土耳其藍，療癒石是綠松石。祂主要的任務是將你的祈禱帶到上帝面前，讓它們能被回應。

聖德芬的能量從天界延展到地面，帶來上帝給我們的答案——通常以音樂和靈感的形式呈現。許多極具知名度的音樂家在大天使聖德芬的幫助下傳導上帝的訊息，將振動轉譯成音符。如果你在腦海裡聽到一首歌，但有困難理解這個形式的訊息，你可以祈請聖德芬爲你進一步釐清。你也可能在收音機、電視或超市一再聽到同一首歌。你們有些人的使命是寫出自己的音樂，透過創作樂曲、歌唱或彈奏音樂去協助這個星球提升頻率。

聖德芬幫助音樂家創作，尤其當它是用於療癒的目的。此外，祂也協助療癒某些人類和動物身上的好鬥傾向。

烏列爾（Uriel）

烏列爾的意思是「神是光」。祂的能量是保護性和支持性的；祂想保護我們免於傷害。祂的光暈是淡黃色，療癒石是琥珀。烏列爾曾警告諾亞洪水的逼近；祂因此被人所知是保護我們免於像洪水、颶風、地震及火山爆發等自然災害的大天使。祂也幫助我們渡過重大災難，協助新生活的開始。

許多人經歷巨大的生命轉變，像是離婚、失業和生病，這些感受跟經歷自然界的災害相似，我稱這些事件爲「啓蒙」：它們會讓你在靈性道路更堅強，幫助你發現眞正的自己。烏列爾在你身旁就像個教練和老師。祂會給你額外的訊息，讓你能了解人世各種生命課題和啓蒙的目的。

烏列爾也會協助消融及轉化對你不再有用的情境裡的老舊受限能量，使你能像火鳳凰般從灰燼中升起。我稱烏列爾爲緊急救援天使。

薩基爾（Zadkiel）

薩基爾的意思是「神的正義」。這位大天使的能量感覺起來很安定、明亮和慈悲。祂的光暈是深藍色，療癒石是青金石。聖經中描述薩基爾阻止亞伯拉罕獻祭自己的兒子以薩克（Isaac）。薩基爾又被稱爲慈悲與善意天使，我也這麼稱祂。

薩基爾的主要任務是幫助我們原諒別人和自己。若你責怪自己或批判他人，薩基爾可以協助你把這樣負面能量轉化爲慈悲。有些人非常不容易寬恕；這是因爲我稱之爲

「無法原諒」的潛意識程式。我們可以同時召喚大天使薩基爾與米迦勒幫助我們，這會特別有效。祂們是強大的團隊，祂們加總起來的力量能夠協助你轉化因爲無法寬恕而累積的大量情緒。這個負面的情緒能量是人們無法療癒的主要原因。

大天使薩基爾也能協助記憶方面的問題，如果你忘記了什麼，或遺失了什麼，你都可以連結祂。

我的一位好友每隔一段時間就會找不到車鑰匙，他尤其會掉皮夾。他會把皮夾遺忘在雜貨店、餐廳和郵局。在過去十年，他的皮夾至少丟了十二次以上，但他總是找得回來——雖然有時現金會被拿走。他總能取回信用卡和駕照，而且從來沒發生身分被盜用的事。有一次他眞的非常沮喪，因爲他在加油站時把皮夾放在車頂上，加了油就把車子開走了。皮夾裡有三千美元，那是他跟家人度假的錢。有個非常誠實的人在加油站發現了皮夾，打電話給我的朋友，把皮夾歸還給他。有時我不禁懷疑那人是否是大天使薩基爾的人間助手。

小天使和六翼天使（熾天使）

我稱小天使和六翼天使爲音樂天使，因爲祂們組成了天界的合唱團和管絃樂團。祂們作曲並演奏美妙的樂音，這些音樂的能量振頻對我們身體的能量系統具有療癒功效。透過天界之音產生的能量螺旋類似我們的DNA形式，它讓和諧滲入我們每一個細胞。藉由這個特殊振動，天使們能夠改變在細胞層次的訊息，並開始療癒的過程。

來自德國的桂承，就是人們如何感知到小天使和六翼天使的聲音與音樂的好例子。

「那是一九四八年的冬天，我的小孩才五個月大。他咳嗽得很厲害，還發高燒。房子裡很冷，外面又開始下雪。我很難過，擔心著我的孩子，沒辦法入睡。我向上帝及天使祈禱，請求祂們的協助。在大約凌晨三點時，我突然聽見很輕的音樂聲，我起身想找出音樂是從哪裡傳來。我到了客廳，看見已在睡夢中的姊姊；那時我們並沒有收音機，也沒有電視。我回到床上，聆聽這靜謐美妙的音樂繼續了大約二十分鐘。我從未聽過這樣的聲音。」

「第二天早餐時，我問姊姊昨晚是否有聽到音樂聲。她完全不知道我在說什麼。我於是走到戶外，想看看是不是有什麼不尋常的事情發生。這音樂聽起來就像是直接在我臥房的窗前彈奏，但是房子旁的雪地上並沒有任何足跡。最後我不得不認爲是我自己想像出這個音樂；它不是眞的。」

「我的孩子在那天睡得很沉，這很不尋常，而且他幾乎不想吃任何東西。我持續禱告。隔天晚上，我又輾轉難眠，幾乎又是在同樣時間（這次是清晨四點）我又再次聽到那奇怪的聲音。」

「這一次，我很確定它們不是從外面傳來，事實上，整個房間都像充滿了音樂，彷彿這聲音將我和我的寶寶包覆在一個美妙、溫暖的泡泡裡。」

「我變得平靜，感覺內在有種深刻的平和與自信。在那一刻，我知道這並非塵世的聲音，是上帝聽到了我的祈禱。之後我沉沉入睡。隔天早上我被孩子發出的聲響吵醒，然而這次我聽到的不是咳嗽，而是格格發笑的快樂聲音。我看到我的寶寶好轉許多，也沒有發燒了！我的心為療癒的發生充滿了感謝。即使我從此沒再聽過我所稱的天使音樂，我絕不會忘記祂們美妙的樂音。」

第八章 天使訊息解讀

奇蹟之於大自然並不矛盾，只是與我們所知的自然相反而已。

——聖奧古斯丁（St. Augustine）
希波主教（西元354-430）

量子天使療法是基於物質是由振動的能量粒子組成，這些粒子含有特定訊息，並會將訊息送出的事實。在解讀時，執行者會「讀」到這個訊息。這是個自然的進程，而定期的能量清理會有助此過程的進行。在能量治療前通常要先進行能量淨化，但當深層阻塞的情緒能量或特定的附著需要被清除時，在療程中也可以進行能量淨化。

在療程進行時，量子天使療法的執行者接通並運用他的靈視感官。我們每個人都具備這些感應，但它們通常未經訓練，就像身上沒用到的肌肉一樣。在一開始的祈禱和天使呼吸法之後，執行者會從天使界接收到訊息。個案可以詢問跟自己、家人、鍾愛的人、友人、寵物以及在另一個世界的靈魂有關的問題，因爲天使並不受限於任何次元、時間或地點，祂們總是誠實地爲全體的最高福祉工作。如果要取得，譬如說，個案的母

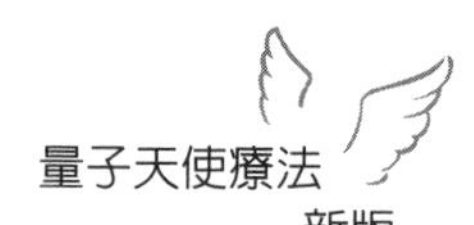

親資料，執行者會需要知道她母親的名字。如果名字很常見，家族裡也不只一個人同名，那麼知道年齡和居住地會很有幫助。

執行者永遠要抱著是爲了所有相關者益處的意圖來召喚個案母親的守護天使和她的高我。因此，個案如果掛念她的母親，執行者就有可能接收到關於個案母親的身體和情緒方面的資料，而且天使會指引如何協助並提供支持。

量子天使療法執行者的道德準則包括了尊重個案的隱私，絕不侵犯、不尊重個案或將私密訊息告訴他人的本分。量子天使療法的目的是提高並增強自我療癒。這個禮物被交付給我，它是要以愛、和平和慈悲，與所有量子天使療法的實踐者分享。

在進行解讀時，個案有可能並不想聽天使給他們的眞相和指引。個案有時會帶著特定的期待，而且只想尋求確認。他們可能會在短期內頻頻要求會面，並且諮詢不同的解讀者或所謂的靈媒，直到他們聽到想聽的爲止。請不要陷入這個劇碼，即使你很同情他們的情況。如果他們要求多次療程，而且說他們需要你，這可能會讓你的小我很開心，或因爲可以從他們身上獲得更多收入而被打動；但這對雙方都是陷阱。讓個案倚賴你對任何人都沒有幫助。因爲害怕沒有足夠進帳而接受這類預約的誘惑，只會使這類誘惑（包括個案的依賴）更多。

量子天使療法執行者的目標是支持他人發掘他們自己的療癒力、力量、天賦及能力。這是個自我領悟和實現的過程，需要個體變得覺醒和覺察。它意味著對自己是誰變得有意識，去意識到自己內在的神，並信任自己的直覺。

準備工作

在本書前幾章我解釋了能量清理的意義，以及在療程前設定意圖的重要。在你開始解讀天使訊息之前，請喝大量的水，因爲流經你身體神經系統的高頻能量將會需要並且消耗掉這些水份。

請確定你是在一個能量潔淨，不受干擾的空間裡工作。爲了增加你感應精微能量的能力，建議在休息過後工作，也最好不要在吃過大餐後就進行療程。很多人害怕他們如果吃了某些食物，例如乳製品、肉類、咖啡或巧克力，他們就無法跟天使溝通。這是某些作者所支持的信念，而我並不同意。如果我在量子天使療程時請天使們協助並支持個案，大天使米迦勒絕不會對我說：「哦哦！不好意思！我無法跟你一起工作。你早上喝了咖啡，中午吃了雞肉。你會被懲罰，我也不會再出現，直到你只吃小黃瓜爲止。」

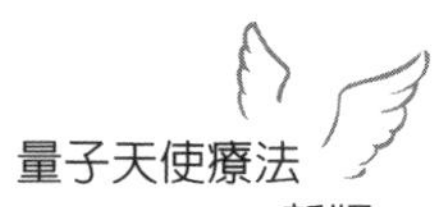

你瞭解所有暗示著懲罰和恐懼的受限信念體系的形式，都不是來自上帝嗎？上帝是無條件的愛的最高形式。天使們也不會批判——只有人類會。你可以根據你的健康、信念和宗教來決定你的飲食，天使會尊重你的選擇，因爲上帝給了我們每個人自由意志。無論如何，我的建議是，記得每樣東西都有特定的能量與振動。低頻振動會把你拉低，尤其是你如果還沒有學會如何把能量盡可能地保持在高階狀態的時候。

酒精、合法的止痛劑、某些減肥藥、具誘發或刺激性的植物，當然，還有非法藥物，這些都會影響你的覺知及能量系統。你絕對不該在受到這些物質影響下進行量子天使療法。假使如此，你會無法區分天使訊息與其他以太靈體間的差異，因爲你可能無法控制自己的感官。你會因此使自己和個案處在一個不健康、未受保護、甚至危險的情況。

你的身體、情緒體、心智體及脈輪系統越純淨，你越容易接收到來自天使的神聖訊息。透過一個清晰的傳導管道，療癒能量及靈性指引方能自由地流動。

此外，我建議在每次天使解讀和能量治療前，先說一段發自內心的禱詞，這會使你有意識地與無條件的愛的神聖源頭連結，保護你不被討厭的，可能有害的能量體傷害或干擾。這也可以提醒你，你只是天使訊息的管道（一個工具），而非資訊的源頭。透過這個做法，你的小我不會礙事，而你也能克服像是驕傲、恐懼以及對掌控的需求。舉例來說，你可以使用聖方濟的祈禱文：

主啊！使我成爲你和平的工具，
在憎恨之處播下你的愛，
在創傷之處播下寬恕，
在懷疑之處播下信心，
在絕望之處播下盼望，
在黑暗之處播下光明，
在悲傷之處播下喜悅。

哦，主啊！使我少爲自己求安慰，但求安慰人；
少求被了解，但求了解人；
少求愛，但求全心付出愛。

在捨去時我們便有所得，
在赦免時我們便蒙赦免，
迎接死亡時便進入永生。

如果你與神性能量的女性面向較爲連結，你也可以向神性母親，例如聖母瑪利亞祈禱。使用跟你的宗教與信念相符的禱詞來表達愛和感謝。向個案說明你求助最高的愛與療癒能量的源頭——上帝，而你準備要接收來自天使的訊息。

要謹愼，不要強迫個案接受你的信念和宗教信仰。請尊重並榮耀這世上有許多跟你的信仰不盡相同的宗教與靈性操練。

你永遠可以用自己的話去召喚靈性存有。我個人會這麼說：

「我召喚我所有的天使、指導靈和老師（如耶穌基督、大天使米迦勒或大天使拉斐爾），我召喚（個案名字）的天使和高我，以及（譬如個案家人）的天使。我祈請我們的能量體被潔淨，任何可能阻塞的能量或附著都被永遠移除。」

「我請求此刻是神聖的時間與空間，療癒能量和無條件的愛在此爲所有人最高的福祉流動。」

「我全心感謝祢們協助個案（譬如移除痛苦或憂傷的意圖）。」

「謝謝祢們的愛、協助與指引。阿門。」

當你說這些禱詞的時候，你可能感覺到並看到天使和指導靈進入你的神聖空間。你可以爲你的神聖空間觀想一圈白光、一個療癒殿堂或光的金字塔。要知道，你一直是被保護的，而且你很容易就能接收到神聖能量和訊息。你是具有純淨意圖的清明管道。

個案解讀

在祈禱後，做幾次深度的天使呼吸並跟天使們連結。感覺一下你的個案是否已準備好開放心靈去聆聽訊息與指引。譬如，你可以觀察他們的身體語言。如果個案看來有些不安和緊張，而且雙手或雙腳交叉，請他們放輕鬆，要他們垂放手臂和雙腳，並做幾次深呼吸。

有些在危機或痛苦情境的個案很可能會哭泣或發抖，若有這種情形，建議用療癒能

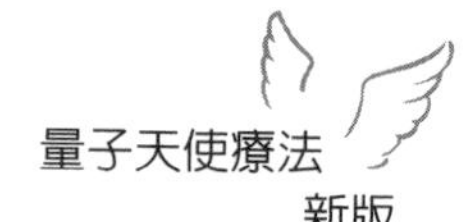

量安撫——把雙手放在他們的心輪，讓自己作爲讓愛流經的管道。在五到十分鐘之內，他們就會鎮靜下來，並感覺好上許多。你可以張開雙眼或閉眼去感應個案的感覺。也很可能你只要把手放在個案身上，你就會接收到訊息或看見影像。

你可以請個案握著你的療癒水晶，這會有穩定或提升他們心情的效果。再次提醒，請信任你的直覺，並請求天使指引。天使們可能會放一個能量水晶在個案的能量場裡，或是將能量的療癒處方安置在個案氣場。有的人在很混亂下會有離開他們身體的傾向——這時你可以給他們一些水。再次確認你的個案是否已準備好聆聽天使的訊息。與個案面對面坐著。你可能會感覺受到指引去握住個案的手，也可能不會。

請天使告訴你祂們想要如何開始。或許你會聽見個案家人的名字，也感受到他們的能量在房間裡。那就向他們的個人天使說話並要求問問題，記得，永遠是要爲大家的最高利益。天使們也可能想談論健康、感情或其他議題。祂們可能會向你顯示一個象徵性的圖像，例如，一個燒盡的蠟燭可能象徵你的個案感到精疲力竭。不論你從天使那裡接收到什麼，你都要跟個案分享訊息。你可以問個案：「天使告訴我（或天使讓我看到）……你知道指的是什麼嗎？這對你有意義嗎？你瞭解這個訊息嗎？」

一個字、一個名字或一個圖像／畫面，對你來說可能沒有任何道理，卻對個案意義重大。請信任天使，祂們總是有意義的，因爲祂們能看到事物的全貌。

接下來，請你的個案專注在天使帶入的主題或人物上，鼓勵個案問問題，直到明白爲止。通常天使會指出下一個主題並指引你繼續。有些個案會想幫你，卻傾向跟你分享他們全部的人生故事。若遇到這個情況，請打斷他們，協助他們釐清眞正想問並得到答案的問題是什麼。有時候你必須說得非常清楚，你不是算命仙，天使們也不預測未來，而是提醒人們如何顯化心靈的渴望。向這些個案解釋，他們對你的最好協助就是聆聽你爲他們所接收的訊息，然後問他們下一個想問的問題。

神知曉一切。天使們對所有訊息也能完整取得。你可以向個案解釋這種形式的溝通跟從網路上獲取資料很類似。你只需要有正確的網址（在天使療法來說是個案的名字），天使就會連結你跟當事者的能量。請記得：一切都是能量。當你透過天使作爲獲得訊息的管道，在意識的層次上並沒有時間或距離的存在。

分享你所聽到、看到、感覺或感應到的神聖訊息。要絕對誠實，但婉轉機敏。若你不了解某個訊息，詢問個案這對他的意義。你也可以請天使進一步說明。不要自己去詮釋。如果你無法理解某訊息，先將它放在一旁；答案會以不同的形式出現。也有可能過了一段時間這個資料才對你的個案有意義，有時是數月甚至數年之久。如果你眞的要對某個主題分享你的意見，表達無妨，但請清楚説明，這不是天使說的話，而是你表達的個人意見或建議。

當你熟練了與天使溝通之後，你不必觸碰個案或甚至你們不在同一個房間，接收天使訊息都會變得容易許多；你會學到在遠距外進行同樣的溝通，不論個案在哪兒。

要有耐心，並永遠保持謙卑和服務之心。在成爲這方面的專家之前，你可能要花上一些時間。

我進行一對一的個案超過十年以上，直到人生轉變，而我也有了些知名度。我先是在歐洲執業，後來去了美國亞利桑納州的鳳凰城。我曾在亞利桑納州的斯科茨代爾（scottsdale）一家很棒的形而上書店爲個案解讀。這家書店老闆朱蒂絲，以她的擁抱和提供人們一個指引與支持的安全所在而聞名。有時，我會把當年在朱蒂絲的書店以靈性指引者身份工作的那段時間稱作「六年的幕後工作經驗」。我當時並不知道上帝和天使在那段時期是在試煉我。相信我，祂們確實在許多方面考驗我。我必須要先面對自己的問題和恐懼，而在我準備好接受一個更大的神聖任務之前，我也必須先療癒自己。

從二〇〇五年開始，我的國際教學行程變得非常忙碌。我寫了許多暢銷書並製作CD由歐洲的藍燈書屋出版。因爲旅行頻繁，基於實際理由，我專於透過電話爲個案諮商。然而，我建議你在開始電話諮商前，盡可能多多累積與個案的實務接觸經驗。

有些人使用一種稱爲心靈占卜的方法。這表示他們在解讀時手上會握著個案經常使用和接觸的金屬用品，例如戒指、手錶或鑰匙。個案所用的每件物品都銘印了他們的能量，而這個能量可能幫助解讀者接通並獲得當事者的資料。對我，這就像是學騎腳踏車時加上訓練用的輪子一樣；在進行天使解讀時，我們並不需要用到任何金屬物件。

在多年來難以計數的解讀中，我從天使那裡收到許多有趣畫面；有的沒有任何評論或訊息，有的則很不尋常。我的驚訝從沒停止過。我記得有一次爲個案茉妮卡解讀，我們已經談過健康方面的問題與成因，但天使突然向我顯示一個有趣的畫面：一個黏稠、看來有點噁心的綠綠的東西；我聯想到萬聖節時孩子們玩的黏液。我不僅看見這個綠色的東西，天使還讓我在我的心靈之眼看到個案用湯匙在吃它。就像我之前說的，你眞的必須去信任你的天使，而且誠實地與個案分享祂們的訊息，即使畫面對你來說很怪異，而且你害怕你所看到的東西並不正確。

我信任天使，於是我深深吸了口氣，在克服個人的懷疑和不自在後，直接大聲說出我所看到的那些我完全不知道表示什麼的畫面。但更令我驚訝的是，這位個案突然開懷大笑並說：「哇！好棒！我知道天使給你看的是什麼。那是我新買的海藻產品，從加州訂來的，很貴，但我天天都吃。它據說對健康很有幫助，我吃了後也覺得有效果。」

再一次，天使們給了我一個毫無頭緒的畫面，但對個案卻很有意義的驚奇。茉妮卡得到了她一直在尋求的確認與建議，於是繼續吃她的健康食品。

請信任你得到的資料，即使一開始你並不了解它的訊息。當你對接收到的資料有疑問時，你可以透過先暫時停止溝通、喝一杯水及重複天使呼吸來解除你的懷疑。接著你可以請天使轉化可能的能量阻塞，像是你對自己作爲天使訊息解讀者的能力的恐懼、懷疑與批判。沒有一個靈視者或靈媒一直是百分之百清楚或知道靈體確實要表達的意思。我們的大腦是透過濾器在接收訊息；我會在下一章解釋這部份的意義。

如果你跟天使溝通時有困難，這也可能是個案的恐懼和能量阻礙了資料的流動。我記得曾有過兩個進行很順利的個案解讀，但在第三個個案的時候，我似乎無法接收到任何資料。我請個案允許我在解讀前先做量子天使療癒，但她對療癒並沒有興趣。猜猜看她的信念是什麼？她堅信沒有人能夠幫助她——而她是對的！除了她自己，沒有人能幫她，因爲那需要她的合作。

因此，你只要盡力就好，療程的結果不是你的責任。你是療癒的能量和神聖指引的管道，而非源頭！

詢問天使關於自己的事

如果你並非爲個案工作，但是想爲自己接收天使的指引，以下的冥想對你會很有幫助。

＊以舒服的姿勢坐著或躺下。做幾次深呼吸，感覺你的整個身體正在放鬆——頭、肩膀、脖子、手臂、手掌、每一根手指、你的上胸腔、你的腿、你的腳、你的下半身、你的所有肌肉和你的臉。你的整個身體感到一股令人溫暖的愉悅、舒適，你整個人放鬆了。

＊現在，做個深呼吸，然後觀想有個光球在你的太陽神經叢。去感受這個光球往下穿過你的身體、你的腿和腳，然後進到地心。

＊現在，吸一口氣，觀想這顆光球從地心向上移動，穿過了你的身體和能量系統，從你的頂輪出去，一直上浮到無條件的愛的神聖源頭。吐氣。

＊現在，吸一口氣，請上帝和天使們淨化並重整你所有的脈輪。讓光球隨著你的呼吸，下降穿過你整個身體，然後觀想它又再度上升。去感受光球的移動轉化了你氣場中所有阻塞的能量。感覺到你的能量管道被淨化了。當吐氣時，專注在吐出

所有負面情緒、能量和阻塞。看到真正的自己是美麗、綻放光采的神聖存有；你確實是的。

＊現在去看到和感受天使們環繞著你。請天使把你帶到一個你可以跟祂們溝通的神聖地方。譬如，一個療癒殿堂或大自然的一角——高山或海灘。不論你覺得哪裡最理想，永遠要觀想自己是站在一個明亮、被光所充滿和環繞的所在。

＊現在請你的守護天使、大天使米迦勒、大天使拉斐爾或任何你喜歡的天使出現。感受祂們的能量，在你的心靈之眼看到祂們。保持放鬆，心存感謝。你可以要求天使給你訊息，不論是為支持你的療癒，還是針對某個問題。

＊想跟天使在一起多久都可以，隨你喜歡。謝謝祂們的協助並請祂們帶你回到你開始冥想的地方。

＊現在，去感受你的身體，你的手臂和雙腿。動一動你的手指、腳趾。你現在是放鬆、快樂而滿足的。你是健康的，你充滿了明亮的光和愛的能量。

如果你在過程中並沒有收到明確或清楚的訊息，請天使將資料透過夢境帶給你，也請祂們在日常生活中給你徵兆和訊息。

接收天使訊息

多數人在他們的生命中都曾收到天使的訊息，雖然很多時候他們並未察覺。所謂的超自然能力其實是常見且相當正常的。你是否曾聽到電話鈴響，在還沒接起電話前你就已經知道是誰打來的？或你正想到一位久未謀面的友人，突然間，你就接到他的電子郵件或電話？這些都是心電感應或超自然能力的徵兆，而我們也是運用這個能力與天使溝通。

孩童對於從靈魂世界接收能量具高度敏感，在他們能用口語表達前，他們有時會因成人所無法理解的原因哭泣和尖叫。這很有可能是因爲這些孩子看到來自靈魂世界，但不是天使的存有而受到驚嚇。若有這樣的情形，只要召喚大天使米迦勒，請祂在能量上潔淨孩子的房間。當你跟孩子要外出時，你可以請大天使米迦勒淨化房子並給予特別的保護。你也可以觀想多一道白光環繞著你和你的孩子。

當孩子提到天使或告訴你有關他們的隱形朋友時，請不要懷疑，只要聆聽、保持敏感，並且認眞看待他們。我記得自己年幼時感應到周遭靈體的情形。當父母帶我到商店的時候，我可以感覺到它們。每當有靈體穿過或經過我的能量場，我整個身體會發冷，我會立刻起雞皮疙瘩和顫抖，我當時並不確定是什麼造成我這樣的反應，我的父母也不知道。他們並沒有試圖理解，反而會拍著我的背說：「不要鬧。不要發抖了。」

如果你看到你的孩子對你看不見或無法解釋的東西有反應，請思考你的孩子可能對環繞你周邊能量的感應比你來得強的可能性。他可能是非常敏感的孩子，或許是靛藍小孩、水晶小孩或彩虹小孩其中之一。這些孩子超級敏感，很有天賦又很有靈性，養育他們需要有很大的理解力。由於他們是如此不同，很多父母和老師並不知道該如何對待他們。父母把孩子帶到治療師或醫師那裡尋求解決方法，通常這些孩子會被診斷為注意力缺失（ADD）或注意力缺乏／過動症（ADHD）而被用藥來使他們安靜和痲木。這些藥物有極大的副作用並會對這些孩子造成傷害。

水晶小孩以心電感應的方式溝通，這是為什麼他們通常比其他孩子晚開始說話的原因。他們缺乏口語交流，有時會被誤以為是自閉症。最近一代的許多孩子很自然地會運用雙手給予能量療癒；他們會以此治療家庭成員和動物。他們的天使也會在他們進行時指導他們。

有些人是在睡夢中或出神狀態收到天使訊息。他們因此知道發生在過去或即將發生的事。夢中接收到的影像通常都非常生動且感覺逼真，有時還包含了象徵意義。如果你夢見你的房子或車子，這兩者都象徵你的身體。如果你的車在夢裡看起來有些損壞，或是你夢見房子有什麼問題，很有可能是暗示你需要多注意自己的健康。

如果你有困難記得你的夢，而你又想從天使那裡收到訊息，請祂們以一個你能理解的形式傳遞，讓你在醒來後能夠記得。你也可以把紙筆放在床邊，好讓你一醒來，在起床前就能立刻寫下來。即使在那個當下你並不明白它的意思，放心，你之後會明白的。一再出現的夢明確表示你有需要注意的重要訊息。它很可能是個警示、一個消息或另一種形式的指引。

另一個從靈界接收訊息的方式是透過處於完全出神狀態的靈媒。靈媒邀請靈體進入他們的身體並透過他們說話。通常這時靈媒的聲音會改變，他們的雙眼可能不停眨動，醒來後並不記得靈體說了什麼。而在半出神狀態下，靈媒的眼睛通常是張開的，他們會有意識的聽見，且多半記得所傳遞的訊息。以這種方式來接收訊息，我們稱爲通靈。我們人類可以有意識或無意識地作爲靈界的管道，爲靈界通靈。

如果你想學習如何做個通靈管道，我建議你要找個可靠的老師，尤其是如果你對傳遞已逝者的訊息有興趣。通靈是人類具有的一種自然能力，就像學騎腳踏車一樣，但這種能力需要練習。在足以勝任的指導者協助下練習會比較安全，否則，一位沒有經驗或不熟練的人可能會遇到各種不同靈體，結果引來你不想要的能量附著。這對靈媒本身有害，對個案也是。沒錯，是可能會有訊息，但它們是從哪裡來的呢？**任何訊息只在來源可靠眞實時才是有益的**。

如我之前說明的，每個人都可以學著精調他們的天使頻率接收器，這會有助聽見天使的訊息。與過世後成爲地縛靈或還陷在以太層級的鬼魂溝通是發生在另一個頻率或「站台」。如果你想知道過世的家人或友人在另一個世界過得好不好，請先跟他們的守護天使接觸，再請祂們爲你和摯愛的人的靈魂連結。

在清醒狀態下與靈界溝通需要練習，直到你發展出靈視力、超聽覺力或超感應力的靈性肌肉——這是人人都可透過訓練而學得的。有時候你會像下列例子一樣地接收到天使訊息——透過突然出現的念頭、香味、味道，或就是內在的知曉。

大約十年前，我爲一位因健康問題前來的個案解讀。她的問題之一是皮膚因不明原因起紅疹和掉髮。如同以往，天使透過畫面跟文字傳遞訊息，但突然間，我聞到一股奇怪的味道，讓我聯想到化學製品，而我也感覺有種古怪的化學味在我嘴裡。我立刻知道這是個很強烈的天使訊息，因爲我的療癒室沒有任何改變，所以沒有理由會突然出現化學品的味道。

我詢問個案最近是否有接觸任何化學物。她否定這個說法，並跟我確認她住的是自然風格的房子而且吃有機食物與蔬菜。但我還是能在鼻子裡聞到那個可怕的味道。個案什麼也沒聞到。

既然天使一再重複祂們的「化學物訊息」，我要求祂們以一個我較能理解的方式解釋。天使們開始大聲而清楚地在我耳邊說：「搬家」。我把這個訊息告訴個案，並問這對她是否有意義。

我只是想提示讀者，到了這個時刻，有些個案可能還是不明白，或就是不想瞭解你傳遞的訊息。有的人似乎有我稱之的「心靈健忘症」。他們可能被恐懼、懷疑或壓力阻礙了他們的記憶。他們的腦筋會一片空白，跟你說他們想不出什麼會跟你給的天使訊息有關。請不要因此不悅，你只要複述天使告訴你或顯示給你的畫面就好。

在那次解讀中，天使給的下一個訊息是「油漆」。這位由她的女性友人引介來的個案並不是眞的相信有天使。她雙臂交叉地坐著。她充滿懷疑、恐懼，身體也很不舒服。她對自己要花錢跟我做天使療程這事並不是很確定。這些態度就像一面能量牆，一個她用來包圍自己的障礙物。這是爲什麼我只能零散地收到天使訊息的緣故。通常，訊息是像一條資訊河流般流過我。

這個個案也沒有什麼耐心，她正在服用止痛藥；來解讀之前她喝了幾杯酒，吞了藥。我看到她氣場裡的黑雲，於是再次問她最近是不是剛搬家。她用一種挖苦的語氣說道：「你的天使今天運氣很背，我已經十五年沒搬家了。」

我心裡開始感覺不舒服，嚥下了我當時仍有的一些些自我懷疑。我請天使改變主題，並且告訴我要如何繼續（如果你在解讀時卡住，請詢問天使和個案下一個問題或主題）。所以天使開始談到個案的先生、女兒，最後提到了她的兒子。這個個案很開心聽到這些訊息，但突然間變得很心急，她解釋她需要離開了，因爲她答應要幫她兒子的新房子油漆。

當這些話從她嘴裡脫口而出時，天使關於「搬家」及「油漆」的訊息開始對她有了意義。她告訴我，她在幫她的兒子重新裝潢幾個月前買的新房子。她的媳婦已懷孕九個月，就快臨盆了。

此時真相大白，這位個案的所有健康問題都是因爲她兒子用低價購買的高度毒性油漆所引起。這位即將當爸爸的年輕人省錢省錯地方。剛出生的小嬰兒有可能因爲這些油漆的有毒化學氣味而致命。個案後來接受螯合療法（Chelation Therapy）將所有毒素排出身體，在幾週之內她的症狀消失，人也感覺健康了。她送了一張謝卡給我，而我則謝謝天使。

這是真的或只是我的想像？

我經常被學生問到的一個問題是：「我怎麼知道那真的是天使訊息還是我自己的想像？」這裡有一些清楚的準則能協助你區分。

多數人在他們正常的思考或知曉外，會用一種或多種擴展的感官去接收天使訊息。這包括了：

- 視力（靈視力）
- 聽力（超聽覺力）
- 感覺（超感應力）
- 嗅覺
- 味覺

上述的感官會以稍微不同於你平常習慣的方式運作。爲了幫助你對區分不同形態的訊息更加確定，你可以把你所感知到的，與以下所述相較：

靈視（透過第三眼）

- 寫在空氣中的字或字母
- 出現在空氣裡的數字
- 自動出現的影像
- 來自其他時空的畫面（前世）
- 你從未見過的人、地點、動物和場景的畫面
- 符號
- 透明和有穿透性的顏色
- 天使（多彩的光暈或光芒）
- 能量漩渦（旋轉的能量）
- 光球
- 天使或靈性存有的畫面

・影子
・翦影／輪廓
・透過眼角看到的移動物，一旦你直視時就消失了。

聽力

・出現在腦裡的愉悅聲音，而在場的其他人都沒聽到（天使不會尖叫或喊叫）
・清楚、充滿愛的語言
・鼓舞的訊息（沒有命令）
・以「我們」爲開頭的句子，而非「我」。「我」意味著靈媒自我的聲音。
・天體的聲音或音樂
・高頻鈴聲

感覺

・刺痛感，但不會不舒服
・身體感到越來越溫暖

- 一陣風或氣流
- 氣壓的改變
- 溫度的變化
- 感覺有人在觀察你
- 感到有靈體在場
- 感覺有人想告訴你某件重要的事
- 溫柔的天使碰觸
- 溫和的天使擁抱
- 安全感
- 受到保護
- 開心／喜樂
- 幸福

嗅覺

- 像花香般的愉悅氣味

- 當你提到另一個人的時候出現的味道，像是香菸或古龍水。
- 特別的氣味。跟你所在的房間沒有任何關連的味道，像是化學、食物或動物氣味等等。

味覺

- 突然在你嘴裡出現難以解釋卻又散不去，甚至喝了水仍有的味道。

知曉／想法

- 直覺的知曉（知道一些訊息卻無法察覺是怎麼知道的）
- 突然領悟
- 新的主意
- 一再出現的如何協助個案的想法
- 對祈禱的回應
- 針對問題的答案
- 創意的衝動（在藝術家、音樂家身上）

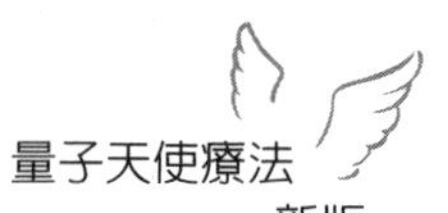

・預感

如之前提及的，天使們也會以象徵和隱喻的形式表示祂們的訊息。譬如說，水象徵情緒。在最近的一次電話諮商中，個案因感情問題哭泣，她問我：「我的男友為何結束這段關係？他對我不再有任何感覺了嗎？」

天使們給我看一個空井，象徵著她的男友。畫面裡的個案在找水，水象徵她在尋找的愛；她跳入井裡，象徵著她的感情失落和受傷。從天使顯示給我的畫面來看，個案所愛的這位男友並無法給她她迫切尋找的愛、關心和欣賞。他剛經歷一段耗神的離婚，已經精疲力竭；他的內在因枯竭而無法付出。

天使們對個案解釋，這位男子無法給她所需的，建議她交託給神來填滿這個「井」。我從天使那裡了解到的是，如果她繼續待在這個關係裡，她會被「渴死」。我對她解釋情況的嚴重性。許多女性一等好幾年，只希望她們的另一半會改變，然而，如果她們移轉到另外的「綠洲」，就能得到眞正的快樂。

透過天使療癒

桑妮雅是一位即將成爲作家的年輕醫師，她感到很大的壓力。她的情緒被卡住，對寫作感到害怕。她的出版商已爲她的稿子訂下最後截稿日，可是她不確定是否能在所有工作之外，擠出時間如期交稿；她要照顧孩子、診所業務、房子、寵物，還有年邁生病的母親。

桑妮雅來找我做治療的那天下著雨。她的臉是濕的，除了雨水外還夾雜淚水。天使幫助她放鬆並引導我把雙手放在她的太陽神經叢的部位；我可以明顯感受到阻塞。天使們下載了她的某個前世影像到我的腦海。我請桑妮雅深呼吸，然後去感覺她在自己的太陽神經叢部位感受到什麼。她告訴我：「我看到畫面，看起來像是中古世紀，我看到自己是個僧侶。我知道自己寫了很多本書。」儘管淚水不斷滑落，她持續描述她看見的畫面。

「我現在看見教堂的一場大火燒光了我所有的書。我看到一位母親帶著一個小女孩。小女孩生病了。雖然我很清楚要怎麼幫她——所有相關資料和療癒處方的敘述都在我的書裡——但我卻只是站在那兒，什麼都沒說。我知道沒有草藥方，這個小女孩就會

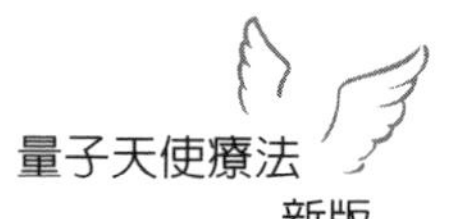

死。」

桑妮雅因愧疚而哭得更兇。天使們請她原諒自己，並轉化她所有堵塞的情緒能量，將它們從她的細胞記憶和能量場移除。量子天使療法幫助了她除去因儲存的情緒能量而引起的寫作障礙。從那時起，她就能很順暢地把她對藥草療法的珍貴知識寫在她的第一本書裡。

以天使的力量療癒癌症

來自麻州的芭芭拉是癌末患者。她兩個乳房都被切除，進行的化療也並不成功。她的前夫每天都到醫院看她，也終於對她表達了感受：他對她充滿愛和感謝，從大學時代她就一路支持，讓他無後顧之憂地成爲一位建築師。他的工作使他全球到處奔忙，芭芭拉多半時候是自己一個人撫養他們的小女兒。

芭芭拉相信她會被療癒，從未放棄。她每天都向上帝祈禱，跟天使對話，祈求協助。有一晚，她意識到有人進了她的房間，可是她之前並沒有呼叫護士。她在半夢半醒的狀態看到一位粉紅光的天使靠近她低語：「跟我用同樣的韻律呼吸，我會把你的腫瘤移除，你將會痊癒。」

芭芭拉認爲自己在作夢，但她遵循天使的指示。她依照天使的方法深深吸氣與吐氣。

接著，她又聽見天使的聲音說：「請跟隨我，看到自己走在一片美麗的草地。你可以看到這裡有許多白色的花和柔美的顏色，你聽見小鳥的歡唱，你的心充滿了喜悅。」

「你來到一個山谷，那是死亡的蔭谷。你在那裡脫下了你的衣服和肉身。你爬上山頂，感受到脫離負擔與痛苦是多麼美好。所有的沉重消失了，你已準備好迎接一個健康的身體。你深深的吸氣和吐氣，感受到純淨與清明。健康充滿了你的意識，這個感覺就像你注意到一朵能量之雲——由純淨意識的微小金色粒子所組成的雲朵——你現在慢慢將它吸入。它的振動頻率很高，一開始你必須去適應。這個金色粒子的作用就像小磁鐵，吸引了其他的宇宙物質形成一個年輕健康的身體。在建造一個新身體時，水元素占了很大一部分。水是潔淨的，它來自純淨的源頭。所有細胞的溫和振動都包含這個訊息：我是一個神聖存有，我爲自己這次轉世創造一個健康的身體。」

在與粉紅天使進行了這場旅行後，芭芭拉最初覺得有點虛弱。她知道在她身上發生了無法解釋的事。她的「夢」在房間裡留下美好的花香。當她移動雙手跟手指時，她注意到手上戴的結婚戒指似乎鬆了許多，而手術的傷痕竟然不再疼痛！她覺得自己可以起身而不感到頭痛或暈眩。她走到走廊，意會到自己的整個身體有了變化，她看起來也很不一樣！

那個早晨，一切都跟往常不同。芭芭拉的先生被醫院通知，要他立刻前來。護士在電話中告訴他：「奇蹟發生了，你要馬上趕到醫院來！」一開始他先生認爲這是一個不好玩的玩笑，但當他看見他的妻子年輕且有活力的站在窗邊對他微笑時，他也相信眞正的奇蹟確實發生了。

腫瘤在許多病例導致了癌症病人的死亡。腫瘤消失不見總是被當成奇蹟看待。然而，這樣的奇蹟卻一再發生。這類眞實故事就是證明了能量、呼吸、意圖、祈禱、愛和感恩，以及神的恩典與天使的支持，能夠改變一個人的健康與生命。

第九章　潛意識程式的威力

常識是到十八歲時所蒐集到的偏見的總和。

——愛因斯坦（西元1879-1955）
德裔美國物理學家

許多想從天使那裡得到答案的人會問這樣的問題：「我爲什麼常常生病？我爲什麼總是愛上同類型的男人？爲什麼我的錢總是不夠？」這些人想爲自己的苦惱、疾病、痛苦和困難的生命情境找出答案。他們想學習如何解決這些問題並療癒自己的疾病。

我在前面的八章敘述了能量療癒的基礎技巧，包括能量淨化和提高自身頻率的重要，以及大天使的不同任務。這一章將引導你了解量子天使療法的本質並探討情緒、思想和程式。

如果這本書就像一般的食譜，那麼到現在爲止，你知道的是不同的烹飪技巧和新菜單。然而，如果你用的是舊鍋子，然後又用同樣的食材，你很可能一次次煮出來的湯都還是同樣的老味道。

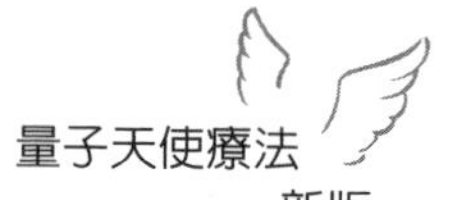

你可能知道某些人，他們總是一直生病，疾病一個接一個不斷。他們花了許多時間看醫生，整天談著他們的病，也因爲如此，他們把越來越多的能量給了這個主題——就像將燃料倒入熊熊火焰裡一樣。他們納悶爲什麼好像沒有人能幫上他們，而且也一直找不出生病的原因。然而，卻總是有些「幸運兒」似乎不曾有過健康問題。這是爲什麼呢？

另一些人總是爲金錢傷腦筋，每個月入不敷出，支付房租和帳單都有困難。他們的債務通常越來越多，經常丟工作或是不停換工作，他們會因自己的悲慘而責怪某人或某件事：愚蠢的同事、不講理或苛刻的老闆、景氣不好等等，但是，不論全球經濟情勢怎麼糟糕，也還是有人賺錢，或就是有很多錢。那麼，是什麼造成這樣的差異？

讓我們來深入探究各種不幸的眞正原因，看看能夠做些什麼來就此改變我們的問題。

我有一次爲個案進行量子天使療程，天使舉了大自然的例子說明這個個案一再發生問題的原因。天使要我想像除草，包括除去草地上的黃色蒲公英。如果我們只用除草機割除蒲公英的花朵就希望它們永遠消失不再生長，這是不可能的。這就像醫學普遍的作法，只醫症狀（譬如用止痛劑），或是切除病人身體的壞組織就希望問題從此得到解決一樣。如果你不拔掉蒲公英的根，它們會持續散播種子，長得到處都是。人的問題也一樣。

首先，你要找出問題的眞正原因，然後，你必須移除這些根源。透過量子天使療法，問題或疾病的根由在天使協助下被認出，並透過能量的轉化被移除。

自覺是朝向康復的第一步

布魯斯・利普頓博士（Bruce Lipton, Ph. D）、迪巴克・喬布拉博士（Deepak Chopra, Ph. D）及甘蒂絲・波特博士（Candace Pert, Ph. D）的研究，勾勒出量子天使療癒所根據的重要科學知識。接下來的幾個量子天使療法案例也說明了我們如果運用這份知識，將帶來改變生命的結果。

布魯斯・利普頓博士是細胞生物學家，他的研究清楚證明我們並不是無法控制下的壞基因受害者。他的工作是基於表觀遺傳學（也稱超基因學）的革命性發現。它說明了導致疾病的並不是基因，雖然這是數十年來常見的信念體系。醫生過去在解釋健康問題時，習慣說是遺傳所致，因此他們無能爲力。眞相是，超過百分之九十的疾病是由所謂

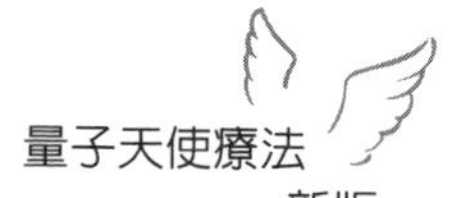

超乎基因的因素所造成。

表觀遺傳學證實了環境的信號啓動了細胞膜的開關，送出次要訊號到細胞核。在細胞核裡，這些訊號會揀選基因藍圖並控制特定蛋白質的製造。因此，並沒有基因是自行啓動或關閉；是我們的環境觸發了體內的化學反應。基因就像是建築師所繪的房屋藍圖；它們只是計畫，而非實際建造房子的承包商和工匠。

那麼，我們能做些什麼來建造我們眞正渴望的房子、身體或生活呢？是誰在影響並控制我們身體建造基石的環境信號？天使能如何提供答案並幫助我們？

「自覺是朝向康復的第一步」是我在孩提時一再聽到的話，但直到好多年後我才明瞭這句話的意思。當我學到是「我」創造出生命中每個發生的事件時，起初我非常沮喪。你應該也是，因爲這樣就不能責怪別人了！

在我生了場威脅性命的重病後，我很想怪罪身邊的每一個人，但我開始尋找這事爲什麼發生在我身上的原因。我花了好些年自我發掘，研讀自然醫學，追求靈性成長。我終於發現所有問題與疾病都是透過我們的信念系統和程式被創造出來。它們如鏡子般映照在我們的環境，並回送給我們。而隱藏其後的，就是我們潛意識情緒的強大能量。當這個能量被釋放，便觸動了影響我們細胞活動的訊號。而在我們系統內的最大情緒地雷之一，就是恐懼。

我想先把重點放在被掩埋情緒的根源和意義，因爲它們是我們的信念系統、思想形式及潛意識程式的能量建造基石。我也提醒各位，所有的情緒純粹是能量；它們無法被摧毀，只能被轉化。

感受與情緒真的有不一樣嗎？

有些定義把感受界定爲正向的（例如愛、喜悅、信任、勇氣、和諧、耐心與自信），把情緒界定爲負面（例如憤怒、恐懼、忌妒、報復、憂傷、惱怒及沮喪）。

我並不同意這些定義，因爲它們是由不一致的判斷構成。是根據什麼樣的標準，一個人應該評斷某種感受是正面或負面的呢？有人視憂傷爲某種負面感受，但對其他的人而言，同樣的情緒卻是重要而且有幫助，因此是正面的。

我並不去評斷感受或情緒。對我來說，它們是動態中的能量。它們能啓動許多事，但它們也能阻礙我們。在本書裡，我主要使用「情緒」這個字，因爲這字對我來說也包含了感受。

能量以波的方式移動並具有特定頻率。波的頻率和單一波之間的範圍爲它們的關係強度／密度提供了資訊。如果你以圖表來看聲波，很明顯地，你會看出聲調或頻率越高，波的間距也越窄。而人類各自的價值系統則決定了這個能量是正或負面。

情緒從哪裡來？

我們有許多情緒和程式乃源自出生之前。我們把它們帶到了這一世。根據臨床研究，治療師已證實了在催眠下，他們的個案能夠獲得來自前世的資料並體驗當時的情緒。在所謂的前世回溯中，個案能夠提供關於他們前世的生活還有死因的詳細資料。在東方的宗教傳統裡，像是藏傳佛教，他們對輪迴轉世的眞實性就毫無質疑，只是覺知與否的問題。西藏精神領袖，目前的達賴喇嘛十四世就被認定是第八世達賴喇嘛的轉世。

西方世界的一些治療師和科學家也已對產前時期進行研究；證據清楚顯示，小嬰兒在出生前，他們的情緒就會受到影響。那麼爲什麼成人對出生前的事通常沒有意識上的記憶呢？在《未出生胎兒的秘密生活》乙書，作者湯瑪士・佛尼（Thomas Verny）提出了人類意識的根源。他解釋，在分娩時，母親的身體釋放出會加速陣痛收縮的荷爾蒙催產素。這種荷爾蒙是嬰孩不記得當下記憶，包括前世記憶的原因。在出生的時候，小嬰兒滿被這種荷爾蒙所包覆。

母親在分娩時腦下垂體會分泌的另一種荷爾蒙是促腎上腺皮質激素（ACTH）。它會調節壓力荷爾蒙的製造，特別是在遭遇生理上的壓力時。這種壓力荷爾蒙（類固醇和可體松）增強嬰兒的記憶。每當母親經驗到恐懼或壓力，大量的壓力荷爾蒙就被釋出到嬰兒的血管。結果，孩子的潛意識會把資訊保存得很好，而在後來造成很大的衝擊。

個案蘇珊帶著九歲的兒子伯斯坦來找我。她絕望地來尋求量子天使療法的協助。她很擔心這個孩子，因爲他的行爲跟同年齡孩子完全不同。每一次她要離開房間，他就會開始哭泣尖叫：「請不要離開我。」每天早上上學都是很戲劇性的道別，孩子每回都淚眼汪汪。上學對他是種折磨。他也極度害怕水跟火。

在對伯斯坦進行能量治療時，天使讓我看到他其中一次前世的影像。身爲一個無助的孩子，他眼睜睜看著父母在他們的農場被燒死。他無法滅火，火焰太高了。這個創傷深埋在伯斯坦的細胞，因此影響了他這一世的行爲。每當他必須跟母親道別，他就變得極度恐懼失去，彷彿他再也看不到她一樣。

在天使的協助下，我們找到了伯斯坦不尋常行爲的原因，情緒能量也得以轉化。他現在舉止正常，很快樂，而且不再被舊有的恐懼困擾。

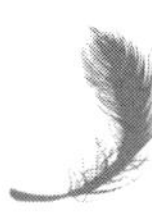

艾禮絲，二十八歲，是早產兩個月的早產兒。她來找我是爲了尋求職業上的協助。她在高中就輟學，之後她嘗試的所有教育課程都無法持續。她向來很怕考試，總無法把試卷寫完。她二十七歲就結束了第一次婚姻。

艾禮絲很挫折，因爲她很難讓事情有始有終，她甚至觀想不出自己完成任何事，所有一切對她來說都像個「黑洞」。然而，「黑洞」的圖像及潛意識的恐懼是源於她對早產的記憶，這個程式成了她生命中一再重複的模式。她生命裡的每一件事都是還沒成熟就夭折，而這樣的情形又影響了她的人生。藉由能量工作和天使療法的協助，這些阻塞的負面情緒被釋放和轉化。艾禮絲學會了如何觀想，有生以來第一次，她看到在黑色隧道尾端的光。

我的朋友米蘭妮跟我分享的例子，說明了出生時的記憶是可以被追溯的。在她渴盼已久的孩子摩德出生時，因爲顯示有併發症的現象，小孩出生後就必須立刻進行必要的手術。於是摩德生下來後的第一個禮拜是在婦產科附屬的加護病房裡渡過。

當摩德兩歲半時，米蘭妮跟他一起翻閱以前的相本。當他看到自己手術後躺在加護病房保溫箱的照片時，他開始哭泣並叫喊：「寶寶要媽咪！」摩德表達的是他剛出生期間的情緒。這些情緒一直被封閉，因爲他當時還太小而無法表達。直到現在，米蘭妮終於能安慰他，把他擁入懷中，給他所有他需要的愛。

情緒存放在哪裡？

每一個情緒和每一個念頭都會送出訊息到我們身體裡的每一個細胞。這些訊息對我們有著或多或少的影響，我們是否有意識的記得並不重要。無論如何，送出的情緒會被儲存在我們細胞的DNA裡，而它們的強度顯示了被儲存能量的總數和力量。

在狄巴克·喬布拉博士的《量子療癒》乙書，他解釋了脫氧核糖核酸（DNA）及核糖核酸（RNA）的功能。核糖核酸負責超過兩百萬種不同的蛋白質製造；這些蛋白質能形成和修復身體。

RNA是活躍的意識；DNA則是沉默的智能。透過DNA與RNA的合作，細胞群知道它們必須如何，並以何種方式運作——不僅在個人成長的階段，在面對創傷、疾病、意外和情緒壓力等危機時也是如此。DNA包含了藍圖，也就是說，建築師的計劃在DNA裡，而RNA則解釋了如何建造施工。

此外，DNA有著身與心的連結。我們定期與我們細胞裡的DNA溝通，如果大腦沒有發送出如使者般的神經胜肽，就不會有任何念頭或是情緒產生。所有的生命起源於細胞裡的DNA，而每個細胞又被每個念頭與每個情緒所影響。

甘蒂絲・波特博士在《情緒分子》（*Molecules of Emotions*）書中思辨情緒是先起源於腦袋還是身體，還有它們究竟儲放在哪裡。

有些科學家像是保羅・麥克林（Paul McLean）就相信情緒座落在所謂大腦的邊緣系統。神經科學家波特博士的研究結果證實了情緒儲存在整個身體，分布在所謂的節點（Nodal points）。波特博士解釋，身體裡有身心連結的網絡，而一個念頭或情緒是否被覺察，或是以一個未被消化的形態儲存於身體較深的層次，是由神經胜肽的受體（感受器）來決定。在這個神經網絡裡，情緒與身體的感受互相交織，彼此相互影響。最容易取得儲存在細胞裡的潛意識情緒的方式，就是透過連結高能量在身體進行治療性的碰觸（這是量子天使療法的其中一項元素）。單是使用對話諮商、肯定語句或兩者併用，並無法幫上每一位個案。

大腦的過濾系統是什麼？

每一秒鐘，我們的感官接收到許許多多的資訊，這些資訊根據它們不同的重要性被處理和儲存。所有知覺上的資訊會經過一個過濾程序，並透過許多細胞突觸連結，直到到達我們的意識層面。我們的宗教信念和當下的經驗會影響我們對資訊的感知。

「你懂個×？」這部成功的影片談的就是量子物理與靈性的關聯，它清楚證明我們只能接收到我們相信存在的事物。片中有一幕是一群原住民站在海邊凝視著大海，部落的薩滿興奮不已地一再指著移動的海水，然而在海邊的人們卻無法看出使浪潮推進的原因。只有這位已習於打開自己的意識去接受不只是日常事物的薩滿，能夠認知到是海平面的那艘大船造成了浪潮。部落的其他人無法認出船隻，因爲在此刻之前這種東西從來不存在於他們的世界。

如果沒有可以連結的概念，資訊就無法被處理。這就好比你聽到一種你不會說的語言，你會聽到聲音，但你一個字也不懂。這也是爲什麼許多人無法看到天使的原因。有個過濾器被嵌在他們的頭腦裡，審愼地阻礙了他們去感知視覺的資訊，因爲這個過濾器或許相信「天使不存在或天使是不可見的」。

當我在教授「量子天使療法」認證課程時，第一天我都會向大家解說這個濾器的功能並給大家看張圖片（第一八三頁）。我會問：「你在這個圖片看到了什麼？」

這個實驗的結果總是很類似，幾乎所有的參與者立刻認出鳥、雲和天空。然後經過一些思量，許多人會「原來如此」地喊出：「這是一個天使！」由於每個人所花的時間

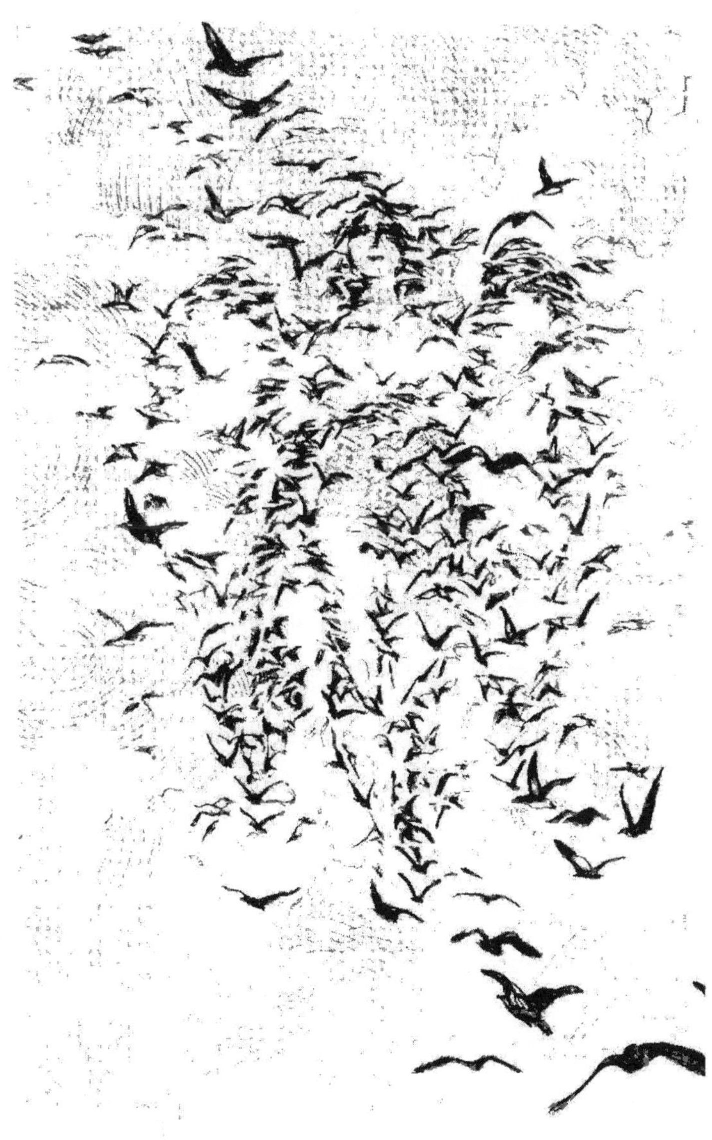

不同，這段過程很有趣，而最後他們都能開心的說：「我看到了！現在我也看到天使了。」

不過，在每次的工作坊總會有些參與者在他們的大腦決定了這是鳥群的圖片之後，他們就會有困難認知到這是天使。他們的大腦濾器阻擋了感知的擴展。「並沒有客觀的事實」，這句話對感知天使也是一樣。如果人們對看見天使懷有恐懼，他們大腦的濾器就會因此不允許他們看見天使。一個人所認爲的眞實永遠是被過去的情感、經驗及宗教信念所過濾。

阻礙我們的感知濾器去接收天使的幾個典型恐懼如左：

- 害怕看見可怕的東西
- 害怕被取笑
- 害怕無法關掉他們的感知
- 害怕被神處罰
- 害怕能預言事件的發生（特別是令人恐懼的事）
- 害怕必須負責

・害怕失敗

這些恐懼多半被隱藏起來，而人們通常試圖用另外的信念系統來克服：「你一定要更努力去嘗試。」然而，要能感知天使是無法強求的。一個人越是努力及勉強自己，阻礙反而更大。想與天使溝通的人需要幫助去化解他們內在的恐懼和受限的宗教模式，並協助療癒他們自己的心靈阻礙。一旦如此，他們的心輪及第三眼就能打開，受限的大腦濾器便會消失。

情緒如何影響我們的生活？

我們都攜帶著被儲存的情緒及程式，這使得我們的生命變得不必要地艱難。這些儲存的情緒形成了我們的信念和模式，也決定了我們的想法。這些想法就像是我們種在肥沃土壤（情緒）裡的種子，在我們還是胚胎時就已在那兒。當我們有了強烈的情緒（例如恐懼），它們就會成長。如果這些情緒的能量與想法遇合，它們產生的振頻會再度製造出磁性效應，並總是將我們所想的如實吸引過來。以這樣的方式，我們創造出我們的實相。如果我們的現實生活看起來跟期望的不同，那是因爲我們的情緒與思想並不一致的事實。

如果我們引導我們的思想，例如放在某件我們想擁有的事物上，但潛意識的情緒卻管制我們不值得擁有所渴望的事物，那麼我們就不會得到它。情緒雖然會驅策我們，但對立的想法卻造成衝突。

通常，我們會無視良好的意圖或是在明知不對或勉強同意的狀況下行動，最後以感到愧疚或罪惡感收場。你曾經問過自己，爲何正面肯定語對某些人能夠發揮功能，對其他人卻一點也不管用嗎？對於那些沒能達到渴望結果的人，他們雖然說著正面肯定語，但他們的情緒和思想卻是往兩個不同的方向。肯定語要能成功作用，情緒與思想都要一致才行。爲了審愼無誤地彰顯你的願望（例如治好某個病症），情緒與想法必須要一致。這部分我們在第一章意圖的意義已解釋過。

如果你在情感關係中常感到失望，如果事情經常出錯，或者你總是受挫、從未達到渴望的成果，那麼你的思想與情緒肯定是朝兩個不同的方向。「永遠正面思考」的經驗法則顯然不是掌控思想世界的通用處方。

有時候，去表達出長久被壓抑的痛苦、惱怒和其他感受有它的重要，甚至你可以透過尖叫或捶打發洩（最好是不要對有生命的東西，我建議捶打在枕頭上），情緒才不會以疾病的形態顯化、擴大或失控。

我們都知道會讓自己情緒爆發的「紅色按鈕」，尤其當它們是被身邊親近的人（譬如配偶、孩子、父母等等）觸碰，情緒的爆發甚至可以沒有任何明顯的理由。在這類情緒爆發的背後，總是有著未被療癒的痛苦和隱藏的創傷。

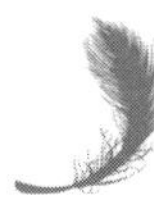

三十二歲的曼蒂多年來一直渴望有個了解她的伴侶，但是男性好像都盡可能地避著她。絕望之餘，她想找出原因，而且她眞的認爲自己有問題。事實上，曼蒂經常把自己抓得渾身是傷，手臂上的痂與累累傷痕使得她在多數男人眼中更沒有吸引力，然而，這並不是她無法發展感情的原因。在與天使的能量治療中，揭示出她在三歲時曾被父親猥褻，她完全不記得這段經歷，但這長期壓抑的記憶與情緒都被儲存在她的潛意識裡，而現在以內在圖像的方式被釋放出來。

起初她沒什麼感覺，只是有股很無力的無助感，因爲她認爲她無法去保護還是小孩的自己。然而，一股難以置信的憤怒很快地淹沒她。天使鼓勵她抒發這些被壓抑的能量。祂們要我給曼蒂一個枕頭讓她把憤怒宣洩出來。這個枕頭替代了她的父親，她猛擊枕頭並大聲尖叫「我恨你！我恨你！你怎麼可以碰我？」

她一邊哭一邊繼續捶打枕頭，越打越大力，直到她能放下情緒。曼蒂沒有停止哭泣，她像個受傷的小女孩，以胎兒的姿勢躺了下來，蜷縮著。我用一條毛毯蓋著她，她又哭了十分鐘，一直到所有能量被釋放，一直到她感到空了，但也感到平靜和自由。她被壓抑的情緒透過火山爆發式的力量被釋放了。

有經驗的量子療法執行者會知道要如何處理這類情況，他們也總是遵循天使的指引。天使們繼續帶引曼蒂的療程，祂們移除所有與她童年和與男性有關的負面經驗的殘餘能量與情緒。接著祂們帶引曼蒂進行具療癒效果的冥想，並應用天使的解決處方。在這些協助下，曼蒂終於原諒了父親和她自己。

十天之內，她皮膚的傷都好了。又過了一陣子，她告訴我她有一個不錯的新男友，她開始慢慢地去了解他。他童年時也曾受虐，對曼蒂有許多的理解和愛。

我們如何能改變想法與情緒？

如果我們對每天無意識和令人不快的情緒所創造出的情況不開心，我們就應該去轉化這些情緒和它們在能量上的影響。在進行天使療程的時候，我們可以回到情緒的源頭去改變它們的振動（第十四章將解說如何作用）。這個過程會改變存放在我們潛意識裡的資料，以及有害的情緒與程式。

當然，我們也可以使用肯定語去改變我們的想法，然而，如果我們沒有轉化情緒及它們的能量根源，同樣的想法將會再度出現。換言之，如果我們不剷除蒲公英的根，它就會一次次地長出來。

由於難熬和創痛的經驗，許多人在碰觸情緒這部分很有障礙。對他們而言，有時候沒有任何感覺似乎比感覺痛苦要來得好。同時，社會限制也讓男性與他們的情緒隔離；如果他們表露出情感，通常會被稱爲「軟弱」或「愛哭鬼」。很多男性在嬰兒期就被程式化了，他們被嘲弄或被懲罰，因此壓抑了自己的情感／情緒。這些被掩藏或有意識壓抑的情緒是無法被關閉，或就這麼「掃到地毯下」掩蓋起來的。它們的能量被存放在身體和能量場。這些情緒不會自行離去，相反的，它們會越來越擴展，會需要更多的力氣才能隱藏——身體也因而失去力量。身體會變得越來越虛弱，到最後甚至生病。

舉例來說，在工作場合有個情況令人很有壓力。壓力表示我們壓抑情緒，沒有把我們想的說出來或表現出來。如每個人所知的，心肌梗塞的主要原因就是壓力。

情緒是能量，它不會自行消失；然而，能量可以被轉化。改變情緒和與之連結的程式是可能的，也因此疾病的起因能被療癒，問題可以被永遠解決。

轉化情緒的第一步就是準備好去意識到並且承認它們，不加以批判或定罪（請參考後面第十一章療癒及刪除批判者程式）。只有如此，你才能意會到自己想用什麼樣的感受來替代這些負面情緒。

我通常會拿花瓶做例子向個案解釋。當乾淨的水和新鮮的花要被放進瓶子之前，舊的花和水一定要先倒掉。狄巴克．喬布拉博士在他的新書《完美健康》（*Perfect Health*）就寫到：「在每個細胞的DNA裡，存放著完美藍圖的記憶。它只是被不同程式的能量所掩蓋，因此阻礙了細胞完美的運作。」

有害及尚未解決的情緒檢核表

很多人渴求的不過就是被愛、健康和自由。然而他們經常帶著有害以及未釋放的情緒，因而阻礙了自己實現渴望。他們在人生旅途所攜帶的情緒行李，對他們未來的旅程會產生極度負面的結果，這些情緒行李包括了壓力、缺乏自發性、欠缺創造力、欠缺喜悅，甚至還有身體的病痛。

請檢核你或你的個案攜帶了下列哪些情緒。在你認出了你的「行李」後，你就能選擇你要什麼樣的感受，然後把它放入療癒的解決處方，就像左列：

＊我感到（被接受，被保護，被療癒，被愛，被了解。）

＊我是（感恩的，健康的，快樂的，成功的，冷靜的，光明的，肯定的。）

＊我決定成為（勇敢的，強健的，財務獨立的，自由的，有生產力的，機動的，堅強的。）

永遠要正面地制定你的解決處方，並且記得：你創造你自己的人生！

情緒一覽表

被遺棄的　被指控的　害怕的　焦躁不安　沒有目標　擔心的　孤單的　生氣的
懊惱的　焦慮　掛念　丟臉　被攻擊的　不舒服的　感覺糟透了　被放逐的
被打敗的　被輕視的　被背叛的　困惑的　痛苦的　被妨礙　覺得乏味無聊
被殘忍對待　感到負擔　感覺疲累　漫不經心　混亂　被欺騙　感覺幼稚　黏人的
封閉的　笨拙的　妥協的　強迫的　衝突的　被控制　反覆無常　感覺錯亂
被批判　被擠壓　被詛咒　被欺騙　被打敗　被貶抑　心灰意冷　被否定的
倚賴的　感覺被剝奪　被遺棄　絕望的　被毀滅　被貶損　冷漠的　骯髒的
失望的　不認同的　不滿足的　挫敗的　不名譽的　厭惡的　不誠實的　混亂的
不被尊重　不滿意　受干擾的　被掌控　枯竭的　困窘的　空虛的　被奴役
羨慕　被排除　筋疲力竭　被剝削　被曝光　失敗　虛弱　充滿恐懼
卑劣的　感覺愚蠢　被遺忘的　破碎的　狂暴的　驚恐　僵硬　挫敗

憤怒　苦惱　愛抱怨　愧疚　沒膽量　憎恨的　心碎的　無助的
沒有歸宿感　思鄉　無望的　可怕的　感到恐懼　被羞辱　受傷害　歇斯底里
被忽略　不平衡的　不成熟　無法動彈　不耐煩　被監禁　不適當的　無能爲力
無法勝任　不完整　猶豫不決　沒有效率　感覺低下　感覺瘋狂的　不重要的　受辱
受威脅的　被激怒　妒嫉　沒有喜悅　匱乏　被丟下　感到失望　覺得受限
寂寞　渴望　像個輸家　失落　不幸運　氣憤　被操控　憂鬱的　被觸怒
悲慘的　被虐待　被誤解　被濫用　無辜的　被忽視　緊張的　覺得不夠好
麻木的　情感被傷害　受壓制的　被排斥的　失控的　無法負荷　工作過度
過度敏感　多疑的　被迫害　貧窮　沒有力量的　受到壓力的　被懲罰的
被催促的　輕易放棄的　被拒絕　不安　被限制　被取笑　腐敗的　墮落的
匆促的　被破壞的　散亂的　被人輕蔑的　自我意識的　自我毀滅的　自我懷疑的
自我憎惡的　隔離的　感到丟臉　感到震驚　迴避　無語的　有壓力的　掙扎的
被困住的　感到愚笨　受到抑制　被壓迫　緊繃的　惡劣的　嚇壞的　受脅迫的

疲倦的　痛苦的　被設計的　困擾的　醜陋的　不被接受的　不受欣賞的
不舒服的　不討人喜歡的　未完成的　不快樂的　不可愛的　不受注意的
不愉悅的　沒有生產力的　不受保護的　不滿現狀的　不成功的　不受支持的
不被要的　不值得　沮喪的　被利用　無用的　受害的　被冒犯的　無效的
軟弱的　憂愁的　沒有價值　受傷的

第十章 「犧牲者」程式

犧牲者程式在女性中特別普遍，它也被稱爲「好女孩程式」。在孩提時期，這些女性就被環境壓抑她們的需要，在潛意識中被程式化。成人後，她們犧牲自己——爲了孩子、老公和工作。她們筋疲力竭又覺得挫折；付出一切而一無所得。然而，她們還是試圖給出更多，因爲她們希望自己的付出和所尋找的愛，有天會回到她們身上。

通常我們可以從某人的姿勢和其他身體症狀認出這樣的程式。這些人傾向有偏頭痛、背部和肩膀的問題，而且通常走起路來彎腰駝背。她們帶著家庭的情緒負擔，有時甚至是把所有的工作環境：公司、療癒場所、醫院、教堂或慈善機構的擔子都背在身上。這聽來熟悉嗎？

六十九歲的瑪莎是犧牲者程式的典型人物——她從未外出上班，但她日以繼夜地工作。像她這樣在家中當無薪家庭主婦，或爲社區，爲教會擔任無給榮譽職的女性，並未眞的在工作中找到她們個人的成就感。

瑪莎從小在農場長大。她從很小的時候就只知道工作。母親在她十二歲時過世，她成了四位弟弟的代理媽媽。母親過世時弟弟分別是九歲、七歲、五歲和三歲。除了早上去上學的幾個小時，她下課後的時間都在農場工作。她餵養動物、爲弟弟們煮飯、打掃、清洗一堆衣服，到了晚上早已筋疲力竭，但她仍很晚才睡，因爲她會陪伴寂寞的父親聊聊。

對瑪莎來說，要有空閒時間宛如天方夜譚。她總是把自己的需要放在最後。在她後來的人生，她幾乎沒辦法開心、無法去享受什麼，或是去表達她自己的期望。她發展出「生活就是工作」的信念，並在情感上有被他人需要的癮。她後來選擇丈夫也不是因爲愛，而是遵從他父親想把女兒嫁給油漆師傅的想法。這位油漆師傅要求她父親把她嫁給他，同時，他提供了一個非常優惠的價格幫她父親油漆房子。多划算的交易啊！

在瑪莎的弟弟長大後，瑪莎的兒子成了她生命的全部目標。只要能迎合他的需要，她就開心極了。她爲他烘焙蛋糕，清洗衣物，甚至在兒子三十九歲終於搬去自己的公寓後——在瑪莎的強烈抗議下——還是如此。即使兒子搬出去了，瑪莎一週仍打好幾次電話給尚未結婚的他，提醒在周六早上把髒衣服帶回家清洗，當然也提醒周日要參加中午的家庭聚餐，然後在周日下午就可以帶著剛燙好的衣服回到公寓。

瑪莎控制兒子的生活，並爲別人犧牲自己，直到她沒有被消化的情緒導致了大腸癌。經過了幾次手術，受了很多苦後，她不曾滿足的生命來到終點。

在日常生活中犧牲自己或待在一個待遇很差的工作，都是犧牲者程式的典型徵兆。然而，所謂的犧牲者或受害者並不是眞的無私，例如，有些做媽媽的經常會黏著她們投注了許多心血和歲月的孩子。但這樣的行爲無法讓下一代成爲有自信且自由的人，反而是製造了有困難理解自己需求的新受害者，因爲他們下意識總想滿足他們的母親（或其他在權威位置的人）或是讓別人開心。

由於犧牲者程式的人格特質（犧牲者不允許自己有「自私」的快樂），要讓他們開心是不可能的。不論一個孩子多努力地要讓母親開心，他們絕不會成功。這因此成了下一代的信念系統。這是悲劇的循環。如果沒有療癒和轉化，犧牲者程式將會這麼代代相傳。

也許你會問自己，想要幫助家人和其他人有什麼不對？沒有任何不對。這也跟對或錯無關。你通常不需要改變任何事，但或許你可以想想，你可以怎麼改善你的生活，在擁有樂趣、愛、時間、健康或金錢的同時，也仍然擁有其他你期望的個人快樂。

我的老師若海多年前跟我解釋平衡付出與接受的重要性。如果我們只能夠給，這世

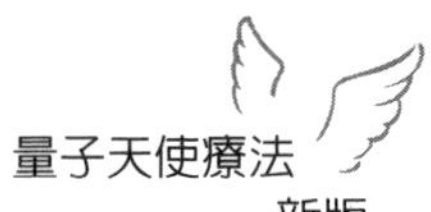

界會是如何？如果每個人都只拿，這又會是怎樣的世界？當我們讓自己平衡，我們也就是對這個世界的平衡做出貢獻。

生活被犧牲者程式主宰的人，他們的能量是匱乏的，能量匱乏也會透過時間不夠用和金錢的短缺呈現。左列是我們可以自己練習的自我分析。

＊寫下你每天的能量朝不同方向流動的比例。拿出一張紙，畫個圓圈，再把自己畫在圓圈中間，然後以自己爲中心，規劃其它分別代表伴侶、小孩、工作、家事和榮譽職（不給付）的活動、家庭成員、朋友等等的圈圈。

＊標示你的能量流出的比例，又有多少能量回流。把這些比例相加。

在一天結束後，你還有多少能量可自由支配？是百分之五、十、二十或更多？還是能量赤字？我看過很多人分析的結果，發現大多數人都是能量破產。他們給出的大大超過他們得到的；他們感覺空虛、有壓力，而且還生病。

就這點而言，你願意爲自己去做些什麼改變嗎？那麼畫個總計有十分的新清單，這個清單表示你環境裡的「圈圈」（配偶、孩子、工作等等）。你在這個清單是第一位。

現在想像你是健康的，擁有一百分的能量。在清單上排名第二的是對你第二重要的人或活動，接下來是第三重要的，依此類推。記得，你對你自己來說是最重要的。接著寫下你願意付出多少能量給第二位到第十位。要小心：你不能給出超過你擁有的能量，你的能量至少要保持在百分之五十一到一百之間。你也要考量到生活中有些人與事也會送回能量給你。誠實作答！

好，現在你對你的能量狀況有個良好的概念了。請衡量你是否有餘裕去給出你的能量、時間及金錢。

爲了不再當個犧牲的受害者，首先你要確認你一切狀況良好；有足夠睡眠、吃得好，這樣你才能爲自己充電。你可以透過不同的方式充電，譬如，靜坐、練瑜珈或就是做自己喜歡的活動。

對於現在可能在想「這對我不管用，我沒時間」的人，讓我跟你分享一個我參加暢銷書作家和千萬富豪傑克．康菲爾（Jack Canfield）在洛杉磯的研討會所學到的訣竅。傑克把他的一週分成三天專注日、兩天「做什麼都可以」的隨意日及一天的假期日。

在專注日的時候，他出席會議和已安排好的會面，他讓百分之九十的專業工作在這三天完成，因爲他知道接下來就是假期日，所以這些天裡他全神貫注，也不延宕任何事到隔天或更晚。

當然，你可能也有過在度假前，以難以置信的專注力把事情做完的經驗。這不是很有趣嗎？我們在享樂前可以完成一長串的工作清單並且很有創意。如果你用這樣的專注強度工作三天，你工作的效率大約可增加百分之六十五。

在「做什麼都可以」的隨意日，你有時間去購物，打球、會友、剪髮、進修，也可以把時間用在你尚未完成的百分之十的工作上。

在假期日的那一天，傑克讓自己很自由地過。這一天沒有任何電話、不回覆信件或其他工作上的事。他就是讓自己二十四小時失聯，只做他覺得好玩有樂趣的事。在這個日子也可以跟家人告個假，或是跟全家規劃假日，以及有哪些事要在假日之前完成。

透過委派工作給別人，我們也可以有額外的時間，這樣一來，「做什麼都可以」的那天就成爲另一個假期日。

藉由這樣的方式，很多相信自己有許多事要做，即使小小休息一下都有罪惡感的人，他們的罪惡感終於消失了。罪惡感會消耗精力與能量。你必須要允許自己有時間什麼事都不必做！

以這個方法，你可以避免潛意識創造出「非自然的假期日」，譬如流行性感冒或其他疾病和受傷。這樣的安排能夠幫助你更健康，有更多時間、更多金錢，並使你夢想成眞。不過，這也會有其他影響。如果你清除了犧牲者程式，那你就不能再埋怨任何人、任何事了！你準備好爲自己、爲你的生活和你的健康付起全責了嗎？

與大天使夏彌爾進行療癒並刪除犧牲者程式

如果你背負了整個家族和其他人的問題，與大天使夏彌爾一起進行下列冥想會對你很有幫助。

＊放輕鬆，開始天使呼吸法。把雙手放在心輪，讓能量流動。要求大天使夏彌爾與祂的助手天使們協助刪除你生命裡的犧牲者程式。

＊首先想像有個很大的電影銀幕。銀幕上出現你住的房子或公寓。你感知到許多天使在場，房子裡的每樣東西都閃耀光芒！

＊觀想天使們放置了一個非常大的火爐在房子中央，巨大的紫色火焰在火爐中閃動。

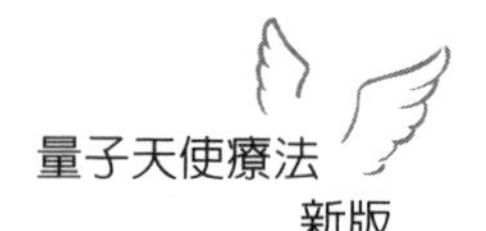

＊想像你一個房間接一個房間地掃瞄了整個房子。你到處都看到包裹和箱子，裡面裝滿了能量垃圾，這些都是你製造出來或是從別人那兒接收來的負面情緒、思想形式、行為模式、信念系統和批判等等。這些無用的能量也可能以禮物、照片／圖片、家具、衣服等形式呈現。

＊現在，把所有這些包裹和箱子丟進火爐，然後逐一地清理每個空間。

＊隨著每樣東西在大火爐裡燃燒，能量因此被轉化。明亮的白光從火爐中竄出，逐漸充滿整間屋子。

＊現在請大天使夏彌爾與祂的助手將愛、喜悅、幸運、健康及自由帶入你的生命。觀想夏彌爾及其他天使把新能量以光球的形態帶到你的房子。

＊檢查整個房子，看看是否非常光亮。如果你發現仍有黑暗的地方，請天使揭示並移除原因，接著看到天使把這些負面能量丟入轉化爐裡。如果整間房子閃耀著明亮的光，第一部分的清理就完成了。

＊現在，觀想天使移動火爐，把一張矮桌和許多張椅子放在這個空間的中央。邀請你的家人、老闆、同事、客户、朋友、醫生——每個在你犧牲者程式裡扮演某個角色的人——圍著這張桌子坐下。當大家都到齊時，大聲宣佈「從今天起，我絕

不為任何人扮演犧牲者了。就在今天，我選擇自由並允許自己做出自己的決定。因此，我解除你對我展現我的模式和程式的任務，我也讓自己從這些模式中解放。」

＊觀察在這個空間的人有什麼反應。他們了解嗎？他們有點頭嗎？

＊請所有了解的人離開這個空間。若有人不想離開，請夏彌爾切斷並消除你跟此人的一切業力連結，讓你終於能夠從犧牲者程式的能量中釋放出來。

＊在每個人都離開這個空間後，想想自己是怎樣的感覺。感謝大天使夏彌爾和祂的助手，還有神的力量的協助。伸展手臂，說三次「我是自由的，我是自由的，我是自由的。」

＊現在，你看到銀幕的圖像消失在一片金光之海。你的意識慢慢回來，完全回到身體裡。在起身前，給自己一些時間回神，然後喝杯水。

如果有時你感覺自己好像又掉回舊程式的慣性，請重複這個觀想（常見的故態復萌時間會是在假日，通常是跟家人共度時）。在很少數的例子裡，家人是已經做好準備要去支持某位家庭成員對實現自我的期盼，因爲這往往牽涉到失去他們原本的舒適狀態。

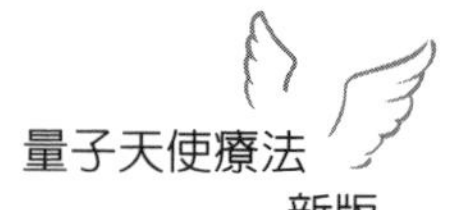

通常多數主婦所提供的免費「服務」，例如煮飯、洗衣、燙衣等等，有可能會減少，甚至沒有了。

當我七十五歲的個案白莎，生平首次決定參加週末工作坊時，她就面臨了老公頑固的反對。因爲這個決定意味著她在周日將無法爲他烤肉，而每個禮拜這樣的服務已被視爲理所當然。她先生說：「我一點也不喜歡你這樣。」讓他訝異的是，白莎回答：「現在你終於知道這五十年來我的感受了吧！」

想要學習或是改變，永遠不會太晚！

五十五歲的克莉絲有兩個女兒。擔任護士工作的她，每天煮飯並把老公寵得一蹋糊塗。她一直活在典型的犧牲者程式裡，直到最好的友人突然意外死亡才喚醒了她。這個悲劇讓她開始檢視自己的人生。

「我的生命所能做的就是這樣嗎？」她自問。她很快就決定要做出重要的改變。她來見我並告訴我她的計畫，但她不知要如何改變她的生活。由於經濟因素，她不想辭掉她在安養院的工作。在我們的交談中，克莉絲理解到潛意識裡，犧牲者程式一直在管控她的人生。

她學習了天使呼吸法，並與大天使夏彌爾和她的守護天使攜手清除犧牲者程式。透過與天使們工作，她生命中眞正的天職與靈魂的目標變得越來越清楚。漸漸地，她的生命改變了。她認識到，也學會要把責任交還給她已成年的女兒們，並且去接受她先生對家事的協助。

現在，她有時間來研究她早就存在，但卻一直被忽視的熱情：草藥療癒處方。克莉絲從地下室取出母親和祖母的草藥配方，她調製並銷售古早的面霜和藥草茶，賣得很不錯。此外，她提供草藥研習並透過戶外大自然的教學課程，將她珍貴的知識傳承給別人。克莉絲把護士工作改爲兼職，透過銷售產品和舉辦研習會，她的收入倍增。她嶄新而富創意的工作，還有從教學得來的讚賞令她非常開心，並且帶給她一直以來所尋找的成就感。

第十一章 「批判者」程式

所有的抱怨都是浪費時間。不論你在別人身上找到多少錯，也不論你如何責怪他，這些都無法改變你。抱怨唯一的作用就是讓你把焦點放在自身之外，去尋求外在原因來解釋你的不快樂或受挫。藉由責怪他人，你可能成功地讓別人對某事有罪惡感，但你並無法成功地改變造成你不快樂的原因。

——韋恩・戴爾博士（Dr. Wayne Dyer）
美國作家暨激勵演說家

如果你能肯定的說「犧牲者程式」一點也不適用於你，那麼看看批判程式的人格特徵你是否覺得熟悉。

批判程式有兩種版本。第一個版本的特點是這個程式的人總是批判和責怪他人。他們的阻塞情緒成了他們言語和行爲的「引擎」。這個程式的人第一眼看來很有自信，他們通常專業有成且擔任領導職位。對他們來說，在生命中有所成就並因此獲得物質上的安全感非常重要。他們總是忙碌而且承受很大壓力，這點明顯會由胃部和心臟／循環問題呈現。

他們在學時往往成績很好或運動很行，或兩者皆優。然而，他們潛意識覺得自己被誤解或不被喜愛，只有達到非凡成就，他們才能得到賞識與愛。成人後，他們由別人的成就或擁有的財富來評斷他人。他們總是企圖強過別人，因爲潛意識裡他們害怕被拒絕、害怕孤單和失敗。

如果其他人沒有什麼成功的作爲，在「批判者」眼中，他們就該被輕蔑或取笑。生活被批判者程式主導的人無法包容其他的文化、種族和宗教。所有跟他們不同或與他們自身標準／規範分歧的事物都被敵意看待。

第二種批判者程式版本是批判自己。他們相信自己「不夠好」，他們缺乏自信，覺得自己沒有價值，並且有憂鬱與沮喪的傾向。他們經常創造出自我毀滅和自我懲罰的生活情境。

這兩種批判者程式在不同的人生時期都可能變得明顯。這通常解釋了爲什麼有些人一直那麼成功（只是在外在世界），後來卻徹底崩潰。

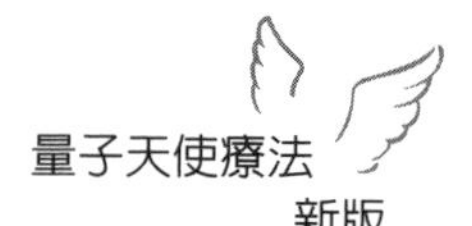

約翰是一家大型製造公司的部門經理，他很精明，並且定期參加經理人的進階訓練。他總是很快就熟練最新的電腦程式，每年也都得到加薪。以傳統眼光來看，開著嶄新豪華轎車向周遭炫耀的他是成功的。但是他的員工並不喜歡他，因爲他會突然情緒暴走。

任何人只要不符合約翰的標準，都會被批評爲失敗者。他活在犧牲者程式的老婆一直很怕他，他的獨子史提芬在學校則有很大的問題。約翰以非常嚴格的方式教養和管束兒子。他讓兒子學習教訓的方式就是打他。然而，史提夫無法忍受來自他憤怒父親的壓力。

史提芬在十五歲時開始抽大麻，十八歲時第一次企圖自殺。史提夫因責怪自己（批判者程式的另一種版本）無法達到父親的期望而變得沮喪。

當兒子企圖自殺的事被社區和公司的人知道後，就在同一年，約翰心臟病突發；他偉大父親的個人形象被粉碎，他的整個「完美世界」於是崩解。

他的妻子伊莉莎白最後向我求助，約翰起先反對，但後來全家一起來接受治療。在幾次的量子天使療程之後，老舊的情緒、信念系統及程式被清除，這個家庭的療癒過程開始展開。透過天使的幫助，許多舊信念得以被轉化，療癒終於發生。

約翰也終於能說出了父親早年過世帶給他的傷痛，並轉化了他必須做一個堅強英雄的需要，以及擔心「不被愛」的恐懼。

在天使的協助下，靛藍孩子史提芬學會了接受他的靈性面，並區別自己與父親的不同。史提芬後來去了哥倫比亞，他現在已在那裡的紅十字會工作了一年以上。

與大天使約菲爾療癒和刪除批判者程式

如果你傾向責怪別人或自己，跟大天使約菲爾進行下列冥想對你會很有幫助。

*放輕鬆，開始天使呼吸。將雙手放在太陽神經叢的位置，讓能量流動。召喚大天使約菲爾及祂的助手天使協助刪除批判者程式。

*觀想有個巨大螢幕呈現了你的兩種版本。右邊的畫面顯示你主動性的批判者能量，左邊的圖顯示你被動性的批判者能量。決定一下哪個你的影像比較大或小？

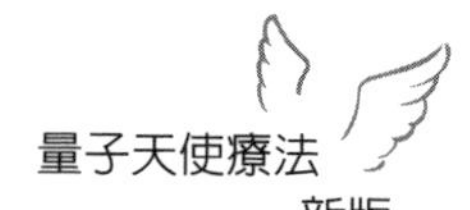

哪一邊比較有力量或比較弱？其中一個你對另一個你有著怎樣的情緒？你覺得比較小的那個影像會需要什麼？

＊請大天使約菲爾對你顯示原因，為什麼一邊影像感覺比另一邊好？讓光照亮兩邊的影像，然後要求大天使約菲爾移除這個程式的根源並轉化與它連結的能量。

＊現在你注意到兩邊的影像在顏色、大小與動能上越來越相像。詢問主導的批判者程式的那個你，任務是否完成，還是有其他要做的。（觀察象徵批判者程式的檔案是否被移除。）

＊對主導性的批判者表示謝意，並告訴他你不再需要他的服務，他現在可以休息了。你看到這個批判者放鬆了下來。

＊現在，想像這兩個影像互看對方的眼睛，擁抱彼此。你感受到愛在兩人之間流動，你看著這兩個影像合而為一，成為單一形體。感謝神、約菲爾及祂的助手的協助。你感受到愛並且大聲說：「我愛我自己，我愛我自己，我愛我自己。」

＊看著螢幕上的畫面消失在一片金光之海。現在，慢慢地、完全地回到你的身體裡。給自己足夠的時間再起身。喝一杯水。

從現在開始，你不再需要責怪自己或別人了。記得神的愛與力量彰顯在每一個人身上。根據神聖的計畫，你，還有所有的人，你們本已是完美俱足。

第十二章 「無法原諒」程式

弱者永遠無法原諒，原諒是強者的屬性。

——甘地（西元1869-1948）
印度的靈性導師及政治領袖

我們當中有許多人因很深的情緒傷害而痛苦，有時要去原諒「造成」傷害的人並不容易。無法原諒的人心裡有許多怨恨和怒氣，並且情緒激烈，因此自己又更痛苦。在本書的前幾章，我解釋了我們每個人或多或少有意識地創造出生活裡的一切。如果你很難相信這點，而且你覺得所有的人都該被責怪，那麼你只是環境的「受害者」，請開始進行「犧牲者程式」的清理。

如果你不覺得自己是受害或犧牲者，卻仍充滿像怒氣、憤慨、怨恨、惱怒、憂傷或沮喪的感受，那麼你應該爲了自己的健康和幸福去轉化這些能量，並藉此來療癒自己。人們說「這個情況眞的惹毛我了，眞要命！」這類話是有原因的；當個人關係遭遇痛苦經驗，如果雙方無法原諒彼此，會因此產生對兩個人的健康都有負面衝擊的能量。

無法原諒自己跟無法原諒別人（這類人持續責怪他人，讓別人有罪惡感）是有差別的。感到愧疚和無助的人，體重傾向過重。他們通常會透過過量飲食吞下憂傷和罪惡感。此外，他們常有扁桃腺炎或消化道不適的問題，或兩者都有。

會責怪他人的人易有恐慌症和睡眠問題。他們可能會透過對別人咆哮或尖叫、藉著攻擊他人來發洩憤怒的情緒。他們有挑釁、攻擊和緊張的傾向，這會導致身體上的急性腹痛與發炎（包括女性的子宮內膜異位巧克力囊腫）。

與大天使耶利米爾及薩基爾一起療癒並刪除「無法原諒」程式

如果你或你的個案無法原諒某人，或是常常生氣、憤怒、怨恨、煩惱和憂傷，下列與大天使耶利米爾和天使薩基爾一起進行的冥想會很有幫助。

＊放輕鬆並開始天使呼吸法。將雙手放在第二脈輪，讓能量流動。要求大天使耶利米爾和薩基爾與其他天使幫手協助你刪除「無法原諒」的程式。

＊請大天使帶你到你的個人療癒殿堂和力量之地。觀想在殿堂裡有個大廳，裡面有

一張以不同療癒功用的珍貴寶石所裝飾的金色寶座，上面有著舒適的坐墊。

＊你坐上這個寶座，深深地吸氣和吐氣。你把雙手放在椅子的把手上，感覺療癒的能量通過你的雙手和身體，能量貫通你的全身，你感到很有力量。所有曾經以任何形式傷害你的人和動物（不論是來自這世或累世）都要求今天能夠出席。他們希望你能原諒他們。現在，觀想有一長列人群一個接一個地來到你的寶座前。

＊花些時間去原諒每一個人。對他們說「我原諒你。以我本是的神的力量，我現在釋放在這一世或其他世細綁我們的所有情緒、信念系統、程式、承諾、約定和能量。」

＊深深吸氣，觀想這股負面能量從你的能量系統和身體每個細胞裡的DNA的阻塞部位流出。大天使耶利米爾和薩基爾取走這個能量並放入金色的碗裡（轉化的工具）。現在看到你面前的人充滿感謝地微笑並離開大廳。

＊在寬恕了每個人之後，想像三個版本的自己站在人群最後。對第一個你，你的心智體說：「以我本是的神的力量，我原諒你，我現在釋出在這一世或其他世導致自我懲罰的所有情緒、信念系統、程式、承諾、約定及能量。」

＊深深吸氣並觀想這股能量從你的能量系統和你的心智體每個曾經阻塞的部位流

出。大天使耶利米爾和薩基爾將這個能量放入了金色的碗裡。看到你的心智體走向你的寶座的右側。

＊對第二個你，你的情緒體說：「以我本是的神的力量，我原諒你，我現在釋出在這一世或其他世導致自我懲罰的所有情緒、信念系統、程式、承諾、約定及能量。」

＊深深吸氣並觀想這股能量從你的能量系統和身體每個細胞裡的DNA的阻塞部位流出。大天使耶利米爾和薩基爾把這個能量放入金色的碗裡。觀想你的情緒體走到你的寶座的左方。

＊對第三個你，你的身體說：「以我本是的神的力量，我原諒你，我現在釋出在這一世或其他世導致自我懲罰的所有情緒、信念系統、程式、承諾、約定及能量。」

＊深深吸氣並觀想這股能量從你的能量系統和身體每個細胞裡的DNA的阻塞部位流出。大天使耶利米爾和薩基爾將這個能量放入金色的碗裡。觀想你的身體走到你的寶座的前方。

＊在寶座上坐著的是你的靈性體。他要求其他的形體上前，他擁抱他們，與他們融

合在一起。現在說：「就每一件我曾經發誓絕不原諒自己的事，我現在寬恕我自己。以我本是的神的力量，我現在釋出在這一世或其他世讓我被誓言綑綁住的所有情緒、信念系統、程式、承諾、約定及能量。」

＊深深吸氣並觀想這股能量從你的能量系統和身體每個細胞裡的DNA的阻塞部位流出。大天使耶利米爾和薩基爾把這個能量放入金色的碗裡。看到所有的金色轉化之碗被送出大廳。

＊你看見大天使耶利米爾、薩基爾和天使幫手們為你鼓掌並擁抱你。你謝謝祂們的協助。你感受到自己的力量，還有流過你的愛與感激之情。最後說：「我是自由的，我是自由的，我是自由的。」

讓天使們帶你回來。慢慢地回來，完全地回到你的身體。休息幾個小時，慢慢起身並至少喝十杯水，這有助你沖洗你的系統和淨化身體。請注意，被釋出的情緒如果沒有排出，留在身體裡是有害的。

當跟個案進行以上的淨化和療癒程序時，要記得，如果個案的年齡越大，他的生命可能更艱辛，因此觀想的整體時間應該要短一些。有時只要能完全原諒一個人就夠了。

這是個非常密集和深入的療程，可能要持續很長一段時間，視情況而定。療程應該控制在六十到九十分鐘——對自己或個案都是。如果你進行了一個小時還沒完成這列等待被寬恕的隊伍，先停下這個轉化的過程，隔天再繼續（進行時間也不要超過九十分鐘），一直到原諒了所有人爲止。

在任何時候，你都可以進入你的療癒殿堂和個人力量之地，開始新的內在旅程。譬如說，如果你覺得有困難原諒某人，或是感到身體系統有什麼不和諧，你就可以進行這個療癒練習。

白博士有猶太血統，他的父母和兄弟姊妹都死於集中營。他在集中營時也差點喪命。透過一位友人的協助，他得以逃離並移民美國。

他是位醫學博士，透過另一位醫生轉介給我。幾十年來，他飽受呼吸急促和極度失眠之苦，並且已經試過了許多另類療法。他通常一個晚上很少能睡超過兩到三小時。他覺得精疲力竭，沒有生命力。

療程進行得很順利。天使們協助他釋放埋藏已久的情緒並加以轉化。白博士很敏感，他能清楚感受到天使的能量並看到各種顏色和光。我非常感動並感謝這位近七十歲的長者，在經過了這些年的折磨後，能夠接受天使的協助——即使對他來說要完全寬恕是非常困難的。

療程過後兩天，我打電話詢問他的情況。情況不太好，事實上，他對療程有發燒和皮膚出疹子的反應。我知道發燒是密集轉化的明顯徵兆，皮膚則是對造成他之前的健康問題所釋出的情緒能量的反應。我建議他多喝檸檬水幫助肝臟處理所釋放的有毒能量。我也請他準備好進行下一個療程時再告訴我。過了幾個月後，他約了後續的診療。

他的療癒進行了很長一段時間，過程非常緩慢，但透過轉化他埋藏已久的情緒，他終於能夠寬恕並且不再感到痛苦。我很榮幸能夠幫上他。

第十三章 「因愛受創」程式

如果你愛上某人，放手讓他們離開，如果他們回來，他們一直都屬於你。如果他們不回頭，他們從不曾是你的。

——卡里・紀伯倫（西元1883-1931）
黎巴嫩裔美籍藝術家、詩人暨作家

幾乎每個人都從自身的經驗知道心碎和分離是如何痛苦的感受。如果你難過了許多年，而且依然想著你的前任伴侶，或是你一次次地經歷類似的痛苦情境，那麼這些情緒已經擴展成非常危險的「因愛受創」程式。

這個程式會導致沮喪、心臟疾病、自身免疫系統失調，以及癌症。潛意識感到不被愛、被遺棄和寂寞，這樣的情緒對於內臟器官會造成傷害。創傷事件通常會引動這個程式；那些我們沒能忘卻的心靈傷痕就像唱片上跨不過去的刮痕，但我們反而會一而再、再而三的播放同樣曲子，不管我們想不想。你可以從個案身上注意到這個程式的早期徵兆；從他們有多常提起他們深愛卻傷害他們的人就可得知。

我的一位好友與他的初戀凱蒂分手後，有好幾個月的話題就只圍著凱蒂打轉。他的朋友無法再忍受聽他哭泣和抱怨前女友。他們先是揶揄他，然後很快就變成只要看到他就會說：「嗨！山姆，你知道有任何句子是『凱』開頭的嗎？」

山姆後來談了很多次感情，但沒有一次能維持超過幾個月。他一再經驗同樣的事：因愛受創。英俊的山姆現在已四十多歲，他是位成功的企業家，仍然未婚也沒有小孩（我希望有天他會看這本書）。

成功刪除「因愛受創」程式的先決條件，是要有能力原諒前任伴侶和你自己。切除幾十年後仍舊存在的以太能量索是非常重要的事。（若無法做到寬恕，能量索會一直連結。）

與大天使拉斐爾一起療癒及刪除「因愛受創」程式

如果你無法走出與前任伴侶分手的陰影，或是有許多經驗顯示你「總是爲愛受傷」，下列與大天使拉斐爾進行的觀想對你會很有幫助。

‧放輕鬆，開始天使呼吸法。將雙手放在心輪，讓能量流動。接著請大天使拉斐爾與祂的療癒天使助手幫忙你解除「因愛受創」的程式。

‧閉上你的雙眼，觀想一個看起來像是洗車「得來速」的特別地方。在你的心靈之眼讀到門上有個牌子寫著：「因愛受創程式的能量淨化與療癒」。你看到大天使拉斐爾站在門口，祂請你躺到一個舒服的沙發。這個沙發在一個輸送帶上。輸送帶緩慢地開始移動，把你帶到能量的「淨化階段」，你舒服地躺著，只要放輕鬆並享受這個過程即可。

‧一開始，你是被一個具有磁力的通道輸送。在這個通道裡，所有導致這個程式的能量都從你每個細胞的DNA和你的能量系統中移除。這個通道的磁場非常強，它同時也移除了你截至目前還不想放手——或是沒有幫助就無法放下的一切。所有你從他人那兒接收來的能量（不論是有意識或不知不覺之間）都被徹底移除了。想像你身上的每個細胞被一種白色的特殊泡沫潔淨。就算有可能還附著在你身上的殘留以太能量索，也被這個泡沫溶解並因此永遠移除。

‧接下來，你的沙發自動被傳輸到下一站。你在那裡看到大天使拉斐爾和祂的助手天使用綠色及粉紅色的療癒香膏填滿你身體的每一個細胞並且把它們封住。這個療癒香膏含有純淨的愛的能量，它消除了所有痛苦情境的記憶，並帶來愉悅且充滿愛的體驗。留意內在影像如何在你的靈性之眼前呈現。如果你跟某些人的不愉快或受傷記憶浮現，請說：「我原諒你，我釋放你並送愛給你。」

・觀想你的沙發移動到下一站——許願之站。你的四周到處都是小小的粉紅光球。你感覺自己變成一個磁鐵，將這些粉紅光球吸向你。這些光球穿透你的能量體，進入你身體的每一個細胞。它們包含了組成夢想的神奇能量，並在最深的層次運作。它們幫助你在生活中擁有快樂、成就與愛。如果你準備好了，請大天使拉斐爾協助你跟真正愛你的最佳理想伴侶連結。

・現在你已到達輸送帶的終站，你感覺棒極了。你對即將開始的人生新頁感到開心。你從沙發起身走到外面，你看到面前有個大型的電影銀幕，銀幕正放映片尾。你讀出電影的名稱「我，＿＿＿＿（你的名字）是快樂的，我愛我自己，我是被愛的。」在電影的最後一幕，你看到自己的背影。你看到你與你的靈魂伴侶手牽著手走在沙灘。你只能看見他／她的背影，你可能並不知道他／她是誰。陽光綻放美麗的金橘色光芒，大海充滿了浪漫的氣氛。你感到許多的愛和快樂流向你，你感到安全和被愛。讓自己多享受幾分鐘這個美好感受。

- 告訴天使（祂們是這部電影的製片），可以捲起銀幕了。祂們很開心你從現在起要接手自己的人生。你是自己生命的導演，新影片的主角。
- 請天使帶你回來。放心，天使們會在幕後運作，為你的新電影準備一切，包括為你帶來一位美好的伴侶。你什麼都不需做——只要存在於愛的能量裡。現在完全地回到你的身體，感受心中的喜悅並感謝天使的協助。

當三十六歲的朱蒂絲來找我時，她不但感覺糟糕，還淚眼汪汪。她跟男友的關係使她的生活成了活生生的煉獄。她在生活的各個領域都很成功，唯獨感情總是很慘。只四個月，她就被新男友史蒂芬擺佈，成了他的玩偶。她無法成眠，食不下嚥，而且很緊張；只有在史蒂芬身邊她才會開心。

史蒂芬對生活的態度很隨意，他的口頭禪是：「我們會見面的，我會打電話給你。」（雖然他通常會忘了說個明確時間）。他的態度和行爲把朱蒂絲逼到了極限。有回，她一再苦等，直到他終於打電話來。然而，她同時已從朋友那裡得知史蒂芬週六晚上和一位金髮美女一起參加聚會，那時她卻是癡癡地守著家中電話，像隻被催眠的兔子。

朱蒂絲渴望與史蒂芬共組家庭，擁有美好未來，但史蒂芬卻是個被情慾所支配的大眾情人——不願意，也無法進入一段承諾的關係。朱蒂絲放不下他，整個人因此消瘦，重不到一百磅。她面臨危機，覺得自己不被愛並且受傷很深。

朱蒂絲經歷的情況就跟藥癮者「停止吸毒」的時期一樣。我對她解釋，她在性愛上已對史蒂芬成癮；她對他同時有情緒與肉體的癮。在她最初與史蒂芬有密集性關係的幾個月期間，朱蒂絲的身體分泌了大量的快樂荷爾蒙，所謂的恩多芬（也稱腦內啡）和其它會讓身體感到愉悅的內分泌，這讓她感覺自己在戀愛而且快樂極了。每當她沒有史蒂芬消息的時候，史蒂芬總在忙著追求下一場性愛刺激，而朱蒂絲則以固定的戒毒期徵兆來回應。

天使們先協助朱蒂絲冷靜和放鬆。祂們幫她了解她的潛意識裡「因愛受創」的程式。她的內在孩童是個受傷的小女孩，不曾從父親那裡得到足夠的愛和讚賞。她記得很清楚，父親最常對她說：「現在不行，我沒有時間。」朱蒂絲常常覺得被推開、被遺棄。這種怨恨的痛苦仍深深烙印在她內心。在她後來的生命裡，朱蒂絲在能量上吸引到的是符合她「因愛受創」程式和信念模式的男性，而她並未覺察這一點。

透過解除「因愛受創」程式還有成功進行了內在孩童的療癒，朱蒂絲發展出愛自己和接納自己的能力。她切斷與史蒂芬連結的以太能量索並結束了這段關係。過了一段時日，朱蒂絲變得更有自尊，並且更堅強和健康。六個月之後，朱蒂絲遇見她未來的先生，在三十八歲時，她懷孕並生下一對漂亮的雙胞胎女孩。她的女兒在滿懷關愛的父母親照料下成長——不再有「因愛受創」的程式。

第十四章　量子天使療癒處方

擁有創新想法的人是怪胎，除非這個點子能成功。

——馬克吐溫（西元1835-1910）
美國作家、新聞記者及幽默大師

如我在前面幾章說明的，天使們不會干擾我們的自由意志，然而祂們可以協助我們找到問題和疾病的原因，並在我們準備好時協助療癒。透過本書一開始的序所提及的共振法則，我們身體與能量場的振動頻率在本章所描述的療癒過程中被改變了。由於我們與天使的能量場共振，天使和祂們高能量的能量場因此能在療程中支持我們。

量子天使能量療法的強度遠高於使用自己能量的一般能量療法。透過量子天使療法，破壞性和有害能量在每個細胞的ＤＮＡ裡被轉化。在侷限性的信念與嚴重問題具體成形之前，定期轉化可能造成阻塞的情緒是非常重要的。

即使情緒還未擴展成有害的程式，它們仍能強烈影響我們的健康。舉例來說，恐懼可以發展成恐慌症，通常也因爲過度攝取甜食和咖啡而升高這個可能性。情緒和相關的信念系統對於我們是成功抑或失敗、有錢還是貧窮、能否實現此生的眞正目的，都有著緊密關聯。

天使療癒的目標是啓動細胞對完美藍圖的記憶，提升它的振動到完美、健康與愛的初始程式。量子天使療癒處方的最重要步驟如下：

* 開啓自己進入天使療癒的能量流裡
* 原諒（如果你有困難原諒自己或別人，請參考第十二章「無法原諒程式」）
* 放掉並轉化舊情緒和有害能量
* 觀想
* 接受愛、接受新能量和新的信念系統
* 感恩

這個處方有幾個可變因素，因此能爲你或個案的特定情況量身訂做。一開始，先請上帝把祂的愛與療癒能量傳送給你。你也可以特別召喚你熟悉或信任的光的存有來協助（天使、指導靈等等）。接下來決定你想要轉化的情緒，還有你想用什麼情緒來取代。

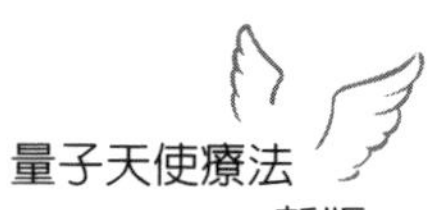

如果你已透過能量淨化和天使呼吸法提升了頻率，而你也已經準備好要與天使接觸，請發自心底（或請個案打從心底）這麼說：

「我祈請上帝和天使（在此加入天使的名字，如拉斐爾）的力量，找出並且刪除這生或前世儲存在我整個存在及DNA裡（加入你想轉化的情緒，譬如「失敗的恐懼」）的原因。」

「我要求所有我未察覺到的，還有造成這個處境和疾病的一切情緒、想法、程式及能量，現在就被轉化。」

（等個幾分鐘。原因可能會以一或多個畫面／訊息顯示，但這不必然與療程是否成功有關。你可能會接收或感知到從你的能量體和細胞的DNA所釋出的負面根源或能量烏雲。）

「我原諒自己和每一個跟這最初情況有關的人。我把相關的情緒、能量和程式永遠地放下。」

（做二到三次深呼吸，慢慢吐氣。觀想能量體的所有細胞和DNA都打開了，而所有儲存的舊能量都離開了。）

「我要求身體、心智、情緒與精神的所有面向，在所有情況、次元及宇宙都被永遠轉化與療癒。」

（觀想生命力能量以白光的形式充滿你的細胞。）

「現在我爲自己接受無條件的愛，從現在起，我在生命中選擇——（在此塡入的句子以「我感到」或「我是」爲開頭，例如你可以說：「我感到有力量」；「我被療癒了」或「我是健康的」。）

（觀想一個清晰，有著白、綠、藍、金及粉紅光的虹光能量雲將你和你的新創造環繞，並把你密封起來。）

「我眞心誠意感謝上帝的力量和恩典，還有天使們的協助！」

（感覺到愛和感恩充滿了你，感到內在的和平、平靜、喜悅與快樂。你的身體可能也會感到溫暖與愉悅。你與你靈魂的目標調諧一致，你處在平衡與和諧裡。）

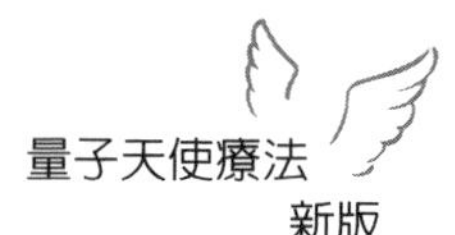

運用量子天使療癒處方

你可以運用量子天使療癒處方來進行自我療癒或支持個案的療癒。一開始都先寫下可能導致個案生病或艱困處境的情緒（參考第二部的疾病與症狀清單）。重複檢視個案的信念體系，並詢問他們是否已經準備好要被療癒（原因在第一章有解釋）。決定個案應該用何種有益的情緒與想法來取代那些需要被轉化的負面情緒。

接下來，寫下適合的療癒處方的明確內容，慢慢地引導個案完成整個轉化過程。在療程中，允許天使的能量流經你（可複習第四章的說明）並來到你的雙手。把你的手放置在身體需要被治療的部位或是跟問題相關的脈輪。如果這個療程是爲了情緒上的療癒，把你的手放在心輪的前後方；我們稱爲「三明治」手勢。要時常確認能量在你的雙手間流動，建立起一個能量迴路。

信任你的直覺及天使們的指引，讓天使的能量透過你的能量管道流入，再透過你的雙手流出。這麼做大約十五分鐘或更久。準備一些面紙讓個案使用，因爲情緒可能會以眼淚的方式釋放。強烈的恐懼也會透過鼻部黏膜和鼻竇分泌物釋出。個案很有可能會立刻感受到治療的效果或影響；他們可能在身體感到溫暖和刺痛的能量，或是視覺上看到光和顏色。

由於天使的療癒能量也會影響量子天使療法執行者的能量系統及身體，療癒因此也會同時間發生在你（執行者）身上，有可能所謂天使的眼淚會從你的眼角流出，而你並沒有感覺被牽動任何情緒。也可能你有連續打呵欠的衝動。這兩種反應都顯示轉化與淨化過程正在發生，這跟飛機在降落前的情形類似；它只是一種調整和壓力的釋出。在療程之前先跟個案說明你並不疲倦，這些現象不過是你作爲管道，在能量被轉化時會有的情況。

如果你感受到個案的能量嚴重阻塞，讓能量透過你流到個案身上大約四十五分鐘或甚至一個小時。要確認你的手是很輕地放在個案身上；個案感覺你的手應該要像蝴蝶的翅膀一樣輕盈。如果你從天使那裡接收到畫面／圖像或訊息，你可以在能量治療的過程中或是結束後跟個案分享。記得詢問個案是否收到任何訊息或看到任何圖像。執行者與個案看到相同畫面是很常見的情形，就像兩台電視接到同樣視頻一樣。

對個案解說時要敏感並有同理心，讓天使幫助你找到正確的說辭。當你跟個案說明時，天使可能會給你更多的圖像和隱喻；你要讓個案容易了解提供給他們的訊息。如果你在療程中接收到不太愉快的影像而天使並未重複它們，你就沒有必要去討論，因爲它們只是正在被清除的舊能量（如果你協助某人清理他們的房子，你也不會在事後跟他們討論垃圾桶的內容）。聚焦在新的能量和新的情緒上，談論個案將要開始的美麗新生命。

在療程之後，會有一種明顯不同的幸福感油然而生。平靜、喜悅、快樂與感恩是典型被感受到的情緒，就好像從壓力與痛苦中解放。（如果你是熟練的量子天使療法執業者，就算是透過電話引導個案，也是同樣情況。因爲不論個案在哪兒，天使就在他們身邊。）

療程結束後，給個案一杯水，讓他們休息一會兒。確認他們在離開前或是稍後開車時，是在穩定狀態而且感覺良好。

如果這是個案第一次跟你和天使進行療癒，一次只工作一個主題、一個症狀或一種情緒會是明智的。正面臨困難處境的個案可能需要較多的療程，通常會是針對幾個不同主題。在個案離開前，要求他們過幾天在你們雙方都有空時撥個電話給你，讓你知道他們的進展。如果有必要，提議另一次會面的可能。聆聽你的直覺，並讓天使引導你。

絕不要預先提出像十次之多的這種套裝療程，這並不適合這類工作，因爲你絕對想不到個案會在多短的時間內療癒，或是在進行量子天使療程的時候，會有什麼奇蹟發生。

如果你與個案是針對父親的議題進行療癒，那麼她跟先生的關係也絕對可能在療程後變得更好。或者，你處理的是個案的某種情緒問題，結果她的皮膚得到療癒而變得更漂亮了。這就是所謂的情緒連鎖反應。如果一個問題的起因被轉化，所有與之相關的症狀和主題也會連帶被清理。

如果你是療癒自己，先把爲自己量身打造的療癒處方錄音下來，這樣你在療程進行時可以專心感受，而不是用腦。把你的手放在心輪，或是根據症狀放在相應的脈輪。確認自己是舒服地坐著或躺著。若你想治療的是身體上的問題，你可以直接把手放在身上會痛的部位。讓能量流入至少十五分鐘，或直到你有治療已完成的感覺。

你很有可能在療程後會覺得非常輕盈或整個身體感覺不一樣了。慢慢起身，喝一杯水，再休息一下。

否定自我

在進行療癒工作多年後，我發現，幾乎每個人在潛意識裡都會否定自己。這種否定

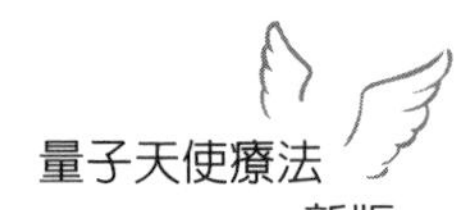

可能發生在單一領域或很多方面。似乎每個人至少都有一個他們不喜歡自己的地方。人們覺得自己太笨、過重、沒有吸引力、能力不足等等。對那些說自己沒有任何問題或弱點，並且總是要告訴別人自己多棒、多有才能和特別的人，你反而要特別注意。

如果你想把自我否定轉化爲自我接納和愛自己（這對健康的身心是必要的），你可以運用下列量子天使療癒處方（請包括第十四章前面的處方說明及觀想，還有天使呼吸和感受能量的流動）。

「我請求在我之內的神的力量及大天使米迦勒，發現並移除那些儲存在我此生或前世DNA裡的負面情緒（譬如，覺得自己很胖）的起因及根源。我請求所有讓我有這種感覺（或是造成這個狀況）的潛意識情緒、想法、信念系統、程式及能量，當下就被轉化。我原諒自己及每個在創造這種感覺（或狀況）扮演一角的人。我把相關的能量與程式永遠放下。我祈請所有面向與時空的我都得到轉化和療癒。我現在以無條件的愛接受自己，我選擇『我喜歡並接受自己現在的樣子。我是美麗、苗條和有魅力的。我值得被愛，包括被自己所愛。』的情緒。」

「我由衷感謝神的力量及天使們的協助。」

抗拒

改變情勢的第一步，就是接受我們眞正的「敵人」是在我們自己心裡。那是我們通常沒有覺察到的被壓抑的情緒。一旦你接受並停止抗拒或否認這些情緒，你就能建設性地改變自己。抗拒就像是一顆綁在你腳踝上的鐵球，只有當你接受，你才能有所改變，並最終得到自由。

你可以請大天使米迦勒支持你的轉化過程。觀想祂爲你解除脖子上的鍊條，也一併解開了你手腕和腳踝上的鎖鍊；你不再是自己情緒的囚犯。以下列話語結束你的觀想：「我是自由的，我是自由的，我是自由的。」

欠缺自信

人們的另一個普遍問題是欠缺自信，這一點通常使得他們一無所成。缺乏自信也可

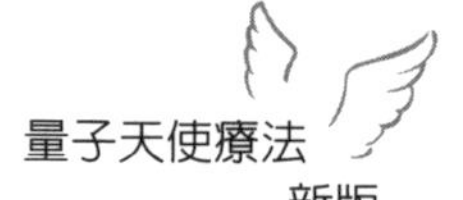

以被看成是一個症狀。潛藏的情緒可能埋在一個更深、被隱藏的層面，而透過適切的量子天使療癒處方，我們可以把它轉化。譬如說，你可以寫下「我請內在神的力量與大天使約菲爾去發現並移除使我不信任自己以及讓我缺乏自信的情緒根源。」依照指示進行，接著寫：「我相信我自己；我信任自己和自己的能力。我感到安全，我對我做的每一件事都有自信。」

恐懼失敗

對失敗的恐懼包括了懷疑自己的成功，並對自己所做的事的效益心存疑慮的一切情緒，它也包括了對量子天使療癒處方或其他工具的懷疑。只要這些懷疑繼續存在，而這些負面能量未被轉化，我們就會創造出自我破壞的情境。

情緒程式總是會戰勝良好的意圖，而侷限性的信念系統則永遠都會跟以往一樣限制你。你可以針對這點寫一個適合的療癒處方並加以運用。例如，「我請內在的上帝力量及大天使愛瑟瑞爾去發現並移除讓我失敗，以及不允許我去做我想做的事的情緒上的起因。」允許這個過程發生，然後填入「我感受到我的成功。我感受到完成事情的成就感。我感受到成功程式在我生命所有領域的效益與成果。」

是什麼阻礙了我的成功？

運用這個量身訂做的療癒處方，你的自信會被強化，但是這個處方不必然會將目前阻擋在你成功之路的每一個障礙清除乾淨。持續去注意你的思想和情緒。可能還有更多的東西在負面地影響你實現目標。要對負面及侷限性的想法與情緒警覺，運用療癒處方，持續去轉化那些思想和情緒，並以新的正面情緒取代。

我們的ＤＮＡ就像是超級電腦裡的硬碟，程式、檔案和單一的文件都被儲存在那兒。如果你有困難消除某個程式，按部就班地一一在所有的檔案夾（情緒）和文件（信念系統與模式）裡努力尋找並刪除。

以下是我從執業經驗所舉的案例，它們能夠協助你檢視自己對於「擁有金錢的成功」這個普遍主題的情緒和信念。

我所列的這些個案透過淨化和轉化情緒模式，對他們的財務有很大幫助，並帶來可觀成果。

譚雅告訴我：「我不值得擁有許多金錢，我不值得好事發生在我身上。」她與大天使加百列一起，以下列的療癒處方轉化了她的情緒：「我值得擁有許多金錢，我值得享有財務上的自由。」

在我們進行療程的三個月內，她找到了出版商發行她的童書，並收到書籍銷售的版稅。

安德莉亞是第三世界國家的慈善機構義工，她告訴我：「只要其他國家還有窮人，我就不能接受金錢。」她跟大天使烏列爾一起運用下列的療癒處方轉化了她的情緒：「我感謝來到我面前的金錢。我的專案計畫非常成功。」

隔年的聖誕節慈善活動，安德莉亞募到了比以往多上許多的捐款。她被慈善組織選爲飛往非洲協助一所學校和孩童寄宿公寓建造的代表人。

凱若琳對金錢有恐懼感。童年時，她經歷父親毀滅性的賭癮對家庭造成的許多傷害。他常常拿走她母親要買家用雜貨的錢去賭博，也因此許多晚上餐桌上沒有任何食物。

她很怕變得像她父親一樣，她告訴我：「我對財務的成功有恐懼感，我只會把錢都賭輸。」她請大天使拉斐爾協助並應用下列的療癒處方轉化了她的情緒：「我選擇生命裡享有財務上的成功；我明智的運用金錢。」

凱若琳獲得深刻的轉化療癒，有趣的是，她因男友賭博贏來的錢而受益。他們用這筆錢買了公寓，還去紐西蘭做了一趟爲期三個月的旅行。

約翰是個失業的建築師，他告訴我：「我不夠資格找到薪資優渥的工作。」他跟大天使耶利米爾一起以下列療癒處方轉化他的情緒：「我感到自己有能力擁有豐富的收

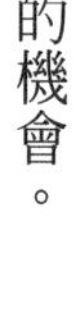

入。我知道我會受到指引並找到夢想的工作。」

沒多久，約翰就得到去日本工作兩年的機會。一位日本企業家想要建造一棟德國城堡的翻版，約翰很開心地接受了這個專案經理人的職務，並在日本遇見他未來的老婆。

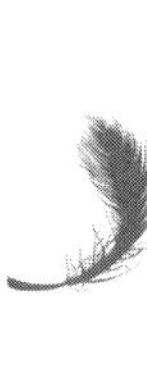

芭芭拉內心充滿怨恨，她忌妒每個學歷比她高的人。這些未化解的情緒造成她生命中的衝突。她在之前的工作一直遇到困難，她來找我時是失業的。她請大天使約菲爾去找出並移除那些「造成我對成功人士忌妒與憎恨」的情緒根源。她選擇的療癒處方如下：「我爲每個成功的人感到開心，我覺得自己是成功的。」

她後來被一家教育機構聘爲祕書，協助一些被退學的學生有另外取得高中學歷文憑的機會。

朱里安有閱讀障礙，他在學校的學習遇到許多難題。他的父親是一家大型金融機構的總裁，儘管兒子學業成績很差，他還是「幫」他進入一家銀行任職。不可避免的，他的兒子還是因表現不佳而被辭退，朱里安說：「我很丟臉。我不夠聰明。不管我嘗試什麼都會失敗。」

他跟他的守護天使和他稱爲「成功天使」的團隊一起工作。他選擇的療癒處方如下：「我是有自信的。我在工作上很成功。每一天我越來越成功。我是豐盛的。」

出乎他父親的意料，他進入一間烹飪學校，找到了在一艘遊艇擔任廚師的工作。他遠離家到處旅行，增加了許多見聞，還因創意點心而獲獎。他打算在不久的將來開一間餐廳。

史黛芬妮是動物療癒師，但她的生意不好，每個月都要擔心是否有足夠收入支付工作室的房租。一年之後，她再也付不出租金，因此希望個案能把動物帶到她住的公寓接受治療。這對她住處的房東造成了困擾。史黛芬妮說：「當我貧窮的時候，我跟上帝比較接近。因靈性療癒的工作而接受金錢是不好的。」在我向她解釋能量交換的原理之後，史黛芬請大天使亞列爾給予協助，她選擇的解決處方如下：「我感謝我在金錢上的成功。這是一個祝福，讓我能為自己和別人做更多有益的事。」

在療程之後，史黛芬接受了一家知名寵物店的臨時工作，因此遇見了許多很愛動物的人。她告訴他們她的療癒工作，很快就有了新的客戶。晚上的時候，她為生病動物到府探視。透過口耳相傳，她變得忙碌，收入也很不錯。她買了一輛新車，她因此能開車到鎮上幫助更多的動物。

平衡能量流的原則

許多獻身於療癒的工作者立意良善，卻拒絕接受適當的酬勞，但這對他們自己或個案都沒有幫助。史黛芬妮就是個很好的例子。

我的老師柔海曾向我解釋，很多人對接受東西有困難。例如金錢、禮物、稱讚等等。身為療癒的執業者，我們期望個案能夠接受對他們有幫助的重要訊息和療癒能量。然而，如果我們免費療癒，他們會難以接受這些能量，但這樣的接收困難並沒有必要。

當我們收費的時候，我們開啓了一道能量之門，使得交換的能量可以相互流動。

你是否曾聽過，「如果這個這麼貴，那它肯定很棒！」或是「這個這麼便宜，怎麼可能是好東西？」要明白並明確說明你的工作很有價值。在現實中，良好的健康與幸福是無價的。

當然，你的每小時收費應該要合理。如果你想知道該收多少，請問你的天使。注意跟收費有關的徵兆與訊息。如果你的個案表達了好幾次你的收費太貴，你就需要確認自己是不是太貪心，還是個案反映的是你其實欠缺自我價值而要以金錢來證明的議題。如果個案固定給的金額比你要求的更多，那就是你提高每小時收費的時候了。如果不這麼做，很快地你的個案會比以前少，反之亦然。如果天使要給你加薪，你就應該接受。

你也可能會有些個案眞的沒錢。但不要免費爲他們工作讓他們覺得不好意思，相反的，你可以接受其他形式的能量作爲療程的交換（譬如一次剪髮、一幅畫、一個蛋糕或托嬰服務等）。

「給人一條魚，你餵飽他一天；教一個人釣魚，你餵養他一輩子。」

找出你跟金錢的相關情緒和程式是有趣的事。一旦你清楚了，身邊的每一件事就會運作順利。

量子天使療癒處方如何運作？

情緒的封鎖和程式通常會讓我們有站在一面牆前的感覺。當你越靠近，牆的面積就越大。情緒的阻塞就像石塊，而能量就是把石塊固定的灰泥。

當你把量子天使療癒處方運用在個別的情緒時，你就像在清除一面牆，一次清一個石塊。有時候，當你清掉了一面牆，赫然發現後面還有時，請不要氣餒，繼續清下去。然而，也有一些時候並不是一大面牆，擋在你路上的只是幾塊絆腳石。不論是哪一種情況，你越常運用量子天使療癒處方，你就能移除越多道路上的石塊，而越多的轉化也將發生。

透過天使的協助來提高你的頻率，阻塞的能量將從你的能量體和所有細胞釋出。阻礙及限制的牆會很快崩塌，因此活力與愛能再次自由流動，而你也能獲得你真正渴望的成果。

透過天使能量的高頻率誘導作用，堵塞的能量被轉化，生理、情緒、心智及靈性的療癒得以發生。思想與情緒之間的衝突被化解，你會更有力量，內在更平衡。你也會對自己和他人培養出更多的慈悲、同理心和愛。當你有了所有困境和疾病的解藥，你就能幫助自己和別人。應用量子天使療癒處方的另一個益處是，你的能量體及脈輪系統會越來越潔淨，你因此更容易接收並傳遞天使訊息和祂們的療癒能量。

第二部：疾病與症狀

光知道還不夠，要懂得運用。
光渴望還不夠，要去實現。

——歌德（西元1749-1832）德國詩人

下列疾病與症狀，可能是由壓抑的情緒、受限的信念系統或潛意識程式所引起，但所列並不代表完整清單。我也不是主張列舉的疾病和症狀僅是由這些情緒或程式造成。你可能會在自己或個案身上發現更多或其他相關情緒。我們每一個人都是獨特的個體，因此會因不同原因發展出個別的症狀。孩童通常要到十二歲或年紀更長時，才會發展出深刻的程式，但他們也常因被壓抑的情緒而受苦。

請了解，並不是量子天使療法或任何人、任何事物能夠治療疾病。所有的療癒都是自我療癒；只能被支持。然而，經驗顯示，情緒能量的轉化確實能夠產生成功的自我療癒。

請檢視清單所列的症狀及可能的情緒／程式，如果你有所共鳴，請運用量子天使療癒處方和建議的雙手擺放位置，並要求相關天使的協助。如果你沒有共鳴，請先確認自己是否在否認狀態，接著，在天使的幫助下去發現是否有其他埋藏的情緒／信念系統／程式與這個症狀有關，然後運用量子天使療癒處方。

左列是四種主要的潛意識程式：

1. 因愛受創程式
2. 犧牲者程式
3. 無法原諒程式
4. 批判者程式

在運作能量的時候，你可以把手直接放在器官或相關脈輪上，接著運用量子天使療癒處方和觀想去刪除特定的程式。只要透過一些練習，你就能覺察天使對你的個人化指示。仔細聆聽並遵循天使神聖的指引。

◎膿瘡

程式與情緒：・想要報復　・憤怒　・停滯　・無法放下　・無法原諒

手的位置：第一脈輪

刪除：批判者程式

大天使：聖德芬、約菲爾

◎粉刺

程式與情緒：・覺得有罪惡感　・缺乏自愛　・對自己感覺負面
・無法認可／接受（甚至是對自己）　・無法接受事實

手的位置：第一脈輪

刪除：無法原諒程式

大天使：聖德芬、約菲爾

◎成癮

程式與情緒：・覺得孤單　・覺得被排斥　・有罪惡感　・逃避當下和過去
・缺乏自愛

手的位置：第四脈輪

刪除：犧牲者程式

大天使：夏彌爾

◎侵犯、挑釁的行為

程式與情緒：．覺得別人不了解自己　．感到被不公對待　．壓抑的氣憤、怒火和憤慨　．對任何人都沒有慈悲或憐憫　．對自己不寬容（自我攻擊）　．有敵意　．深刻的痛苦情緒、恐懼

手的位置：第一與第二脈輪

刪除：無法原諒程式

大天使：加百列、拉斐爾、聖德芬、耶利米爾、薩基爾

◎隨年老衍生的問題

程式與情緒：．無法接受目前的情況　．掙扎於過去　．喜歡責怪他人　．害怕做自己　．害怕自身的神聖力量

手的位置：第三脈輪

刪除：批判者程式

大天使：拉斐爾、米迦勒、烏列爾、約菲爾

◎愛滋病

程式與情緒：・覺得被拋下　・覺得沒有能力保護自己、感覺無助
・深根柢固的怒氣　・覺得自己不夠好　・不愛自己
・對自己感覺負面　・無法認同／接受（甚至對自己）

手的位置：第三與第四脈輪

刪除：犧牲者程式

大天使：拉斐爾、米迦勒、烏列爾、夏彌爾

◎過敏

程式與情緒：・覺得不能保護自己／無防禦力、不受保護、絕望
・不接受自己的神聖力量　・被壓抑的悲傷
・感到別人或自己給的負擔過重　・害怕展現情感／情緒
・害怕受傷　・害怕能去做自己喜歡的事

手的位置：第三與第四脈輪

刪除：犧牲者程式

大天使：漢尼爾、米迦勒、拉斐爾、烏列爾、夏彌爾

◎阿茲海默症

程式與情緒：・被壓抑的火氣、憤怒　・覺得無法掌控自己的生活

・覺得沒有安全感及／或感覺不如人　・覺得無助和無望

・想活在自己的小世界裡　・不想調適／適應

手的位置：第二及第三脈輪

刪除：犧牲者程式

大天使：加百列、拉斐爾、夏彌爾

◎健忘症

程式與情緒：・有罪惡感　・恐懼未來　・害怕表達自己的意見

・有逃避／脫逃的傾向

手的位置：第三脈輪

刪除：犧牲者程式

大天使：米迦勒、拉斐爾、烏列爾、夏彌爾

◎貧血

程式與情緒：・不夠愛自己　・覺得自己不夠好　・缺乏感受喜悅的能力

・操弄和控制他人　・恐懼生活不如自己所想的運作

手的位置：第四與第七脈輪

刪除：犧牲者程式

大天使：夏彌爾、麥達昶

◎直腸問題

程式與情緒：・生存的焦慮、外在的威脅　・覺得無助與虛弱　・無法放手

・無法原諒

手的位置：第一脈輪

刪除：無法原諒程式

大天使：拉斐爾、聖德芬

◎厭食症

程式與情緒：・否決／排斥自己　・不愛自己　・自我憎恨　・自我毀滅　・自我懷疑　・覺得無法滿足父母（通常是母親）　・覺得無法達到期望　・忽視自身的神聖力量

手的位置：第三和第四脈輪

刪除：犧牲者程式

大天使：米迦勒、拉斐爾、烏列爾、夏彌爾

◎冷漠（感情淡漠）

程式與情緒：・自我懷疑、自我放棄　・想逃離到另一個世界　・渴望靈性、愛與安全感　・創造力被壓抑　・害怕權威與控制

手的位置：第四和第六脈輪

刪除：犧牲者程式

大天使：拉吉爾、夏彌爾

◎動脈硬化

程式與情緒： ・害怕處在壓力之下　・覺得被限制　・覺得別人不了解自己　・無法原諒別人　・反抗父母或長輩　・害怕懲罰

手的位置： 第四脈輪

刪除： 無法原諒程式

大天使： 夏彌爾、耶利米爾、薩基爾

◎關節炎

程式與情緒： ・批評自己和別人　・容易衝動判定、固執己見／武斷　・無法放下　・無法原諒　・感到沮喪、害怕、不被愛　・壓抑的怒氣、憤怒　・僵化的信念與程式　・害怕改變

手的位置： 第四脈輪

刪除： 犧牲者程式、無法原諒程式

大天使： 夏彌爾、耶利米爾、薩基爾

◎關節退化

程式與情緒：・感到無助和無法改變生命　・壓抑的哀傷與憤怒

・內在衝突：對立的情緒與想法　・對自己和他人缺乏信任

手的位置：第四脈輪

刪除：犧牲者程式

大天使：夏彌爾

◎氣喘

程式與情緒：・被壓抑的孩提恐懼再次出現　・渴望安全感和保護

・覺得被父親或母親支配和控制　・被壓抑的問題與眼淚

・對自己的生活不開心也不滿意自己　・與其往前看寧可回顧過往

手的位置：第四脈輪

刪除：犧牲者程式

大天使：夏彌爾、拉斐爾

◎孩童氣喘

程式與情緒：・害怕被單獨留下　・不明白爲何自己會在地球
手的位置：第四脈輪
刪除：犧牲者程式
大天使：夏彌爾、拉斐爾

◎自體免疫疾病

程式與情緒：・感到無助　・覺得自己無法應付過多的生活狀況
・對外笑臉但內心哭泣　・深沉的痛苦與悲傷
手的位置：第四脈輪
刪除：犧牲者程式
大天使：愛瑟瑞爾、夏彌爾

◎一般性的背痛

程式與情緒：・負荷過多　・缺乏支持　・挫折／挫敗　・背負過多責任

．拒絕更進一步或更多的責任

手的位置：把手直接放在背痛的地方，三明治夾法

刪除：找出痛處（上背部、中間部位、下背部）要求相關天使刪除

○上背痛

程式與情緒：．感覺不被愛　．對過去有罪惡感

刪除：犧牲者程式

大天使：拉斐爾、夏彌爾、薩基爾

○中段背痛

程式與情緒：．缺乏自愛　．欠缺自我的價值感　．無法放下過去

刪除：無法原諒程式

大天使：耶利米爾、薩基爾、米迦勒、烏列爾

◯下背痛

程式與情緒：‧感到不自由　‧缺少財務支援　‧對存在懷有恐懼

‧痛苦的關係／家庭狀況　‧想逃跑卻不能

刪除：因愛受創程式

大天使：拉斐爾、聖德芬、加百列

◎尿床

程式與情緒：‧害怕父母（通常是父親）　‧害怕懲罰

手的位置：第一與第六脈輪

刪除：犧牲者程式

大天使：夏彌爾、聖德芬、拉吉爾

◎高血壓

程式與情緒：‧被壓抑的憤怒和火氣　‧批判他人　‧害怕無法滿足要求

‧絕望的

手的位置：第一與第四脈輪

刪除：批判者程式

大天使：約菲爾、聖德芬、夏彌爾

◎低血壓

程式與情緒：・感到不被愛　・沮喪　・自我懷疑　・因失落而放棄自己

手的位置：第一和第四脈輪

刪除：犧牲者程式

大天使：夏彌爾

◎血液問題

程式與情緒：・不愛自己　・欠缺對生命的熱忱／渴望　・無法放手

手的位置：第一和第四脈輪

刪除：犧牲者程式

大天使：聖德芬、夏彌爾

◎骨骼問題

程式與情緒：．感到被拒絕，但壓抑這種感受　．感覺分離（跟上帝、伴侶）　．感到被不公平對待　．感到有壓力、感覺被反抗

手的位置：第四和第五脈輪

刪除：犧牲者程式

大天使：夏彌爾、薩基爾

◎腦部疾病

程式與情緒：．覺得無法控制自己的生命　．感到緊張、置身壓力下　．不安

手的位置：第六與第七脈輪

刪除：無法原諒程式

大天使：夏彌爾、拉吉爾、麥達昶

◎腦瘤

程式與情緒：．無法投入新事物　．無法放下舊的信念系統　．無法原諒

・被壓抑的情緒傷害　・缺乏自愛

手的位置：第六與第七脈輪

刪除：無法原諒程式、犧牲者程式、因愛受創程式

大天使：夏彌爾、拉斐爾、拉吉爾、麥達昶

◎腦膜炎

程式與情緒：・覺得自己無所不知　・心胸狹窄

手的位置：第六與第七脈輪

刪除：無法原諒程式

大天使：夏彌爾、拉吉爾、麥達昶、耶利米爾、薩基爾

◎胸部問題

程式與情緒：・與自我價值的感受衝突　・不愛自己

・因必須擔任母職或餵養他人而有的衝突、矛盾

手的位置：第四脈輪

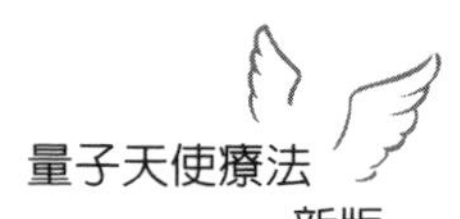

刪除：犧牲者程式、因愛受創程式

大天使：夏彌爾、拉斐爾

◎呼吸困難

程式與情緒：・無法跟人接近　・無法接受／認同　・覺得沒有價值
・有罪惡感　・自我否定　・對別人（家人）不信任

手的位置：第四脈輪

刪除：犧牲者程式、因愛受創程式

大天使：夏彌爾、拉斐爾

◎支氣管炎

程式與情緒：・家庭極度不合／不和諧
・想要改變但同時又覺得氣餒　・渴望和諧與平靜卻無法獲得

手的位置：第五脈輪

刪除：因愛受創程式

大天使：拉斐爾、夏彌爾、薩基爾

◎暴食症

程式與情緒：．無法接受自己　．不愛自己　．對愛的需求無法滿足　．對他人的期待感到壓力　．自我毀滅　．自我懷疑　．渴望靈性成長

手的位置：第三與第四脈輪

刪除：犧牲者程式、因愛受創程式

大天使：拉斐爾、夏彌爾

◎燒燙傷

程式與情緒：．覺得無法保護自己　．感到被不公平對待　．生活不和諧　．被壓抑的怒火

手的位置：所有脈輪

刪除：犧牲者程式

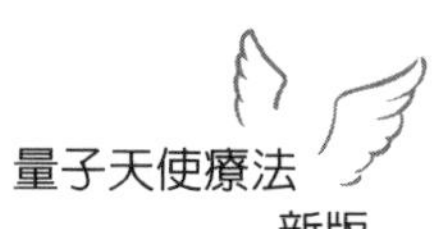

大天使：聖德芬、米迦勒、拉斐爾、烏列爾、愛瑟瑞爾、拉斐爾、夏彌爾、耶利米爾、薩基爾、麥達昶、拉吉爾、加百列

◎打嗝

程式與情緒：・對自己和他人生氣　・感到被孤立　・覺得錯過某件重要的事　・害怕被排斥、被監督或被忽視

手的位置：第四脈輪

刪除：犧牲者程式

大天使：夏彌爾

◎癌症

程式與情緒：・缺乏自愛　・缺乏自我價值感　・自我毀滅　・深層情感的創傷（也可能來自父母）　・被壓抑的憤怒、憎恨　・無法原諒並且絕望　・感覺被壓迫　・感到無助／無望　・下意識沒有活著的意願

手的位置：第四脈輪

刪除：犧牲者程式、無法原諒程式、因愛受創程式

大天使：米迦勒、拉斐爾、烏列爾、夏彌爾

◎蜂窩組織炎

程式與情緒：・有罪惡感　・感覺不自由　・無法原諒

手的位置：第一、第二和第四脈輪

刪除：犧牲者程式、無法原諒程式

大天使：聖德芬、夏彌爾、薩基爾、耶利米爾、加百列、拉斐爾

◎膽固醇過高

程式與情緒：・覺得不快樂　・覺得不自由　・覺得自己不值得擁有和感受喜悅
・害怕感到喜悅

手的位置：第四脈輪

刪除：犧牲者程式

大天使：夏彌爾

◎慢性／長期病痛

程式與情緒：・感到不被愛　・覺得被拋下　・尋求支持　・尋求生命意義

手的位置：第三脈輪

刪除：犧牲者程式

大天使：拉斐爾、米迦勒、烏列爾、夏彌爾

◎循環失調

程式與情緒：・感到力不從心　・不喜歡自己的工作　・感到緊張　・感到灰心

手的位置：第四脈輪

刪除：犧牲者程式

大天使：拉斐爾、夏彌爾

◎感冒

程式與情緒：・在工作場所和家裡感到不舒服　・覺得困惑　・覺得被誤解

・覺得生病本就是生命的一部份

手的位置：第四和第七脈輪

刪除：犧牲者程式

大天使：拉斐爾、夏彌爾、麥達昶

◎腸絞痛／腹痛

程式與情緒：・感到困惑、緊張、有壓力　・抑制怒氣　・缺乏耐心

・對自己的人生處境生氣

手的位置：第三及第四脈輪

刪除：批判者程式

大天使：米迦勒、拉斐爾、烏列爾、夏彌爾、約菲爾

◎便秘

程式與情緒：・無法放下舊的信念和情緒　・感到被誤解　・抗拒生命的流動

・害怕不被愛

手的位置：第一、第二、第三和第四脈輪

刪除：犧牲者程式、無法原諒程式

大天使：聖德芬、加百列、拉斐爾、米迦勒、烏列爾、夏彌爾、耶利米爾、薩基爾

◎咳嗽

程式與情緒：・覺得被誤會　・覺得不被愛　・無法表達自己的需求

手的位置：第三和第四脈輪

刪除：因愛受創程式、犧牲者程式

大天使：拉斐爾、米迦勒、烏列爾、夏彌爾

◎痙攣／抽筋

程式與情緒：・覺得被不公平對待　・抗拒權威　・想法和情緒有衝突

・無法放手　・無法原諒

手的位置：第一和第四脈輪

刪除：犧牲者程式、無法原諒程式

大天使：聖德芬、夏彌爾、耶利米爾、薩基爾

◎膀胱炎

程式與情緒：・夥伴關係不和諧　・感覺別人在性方面無法了解自己

・在性方面有壓力／過度要求

手的位置：第一脈輪

刪除：因愛受創程式

大天使：拉斐爾、聖德芬

◎囊腫

程式與情緒：・感覺不被愛　・來自童年的哀傷　・無法實現擁有孩子的渴望

手的位置：第二、第四及第五脈輪

刪除：犧牲者程式、因愛受創程式

大天使：拉斐爾、夏彌爾、薩基爾、加百列

◎耳聾

程式與情緒：・感到被排斥、被排除在外　・覺得被拒絕　・害怕改變

手的位置：第四和第六脈輪

刪除：因愛受創程式

大天使：拉斐爾、夏彌爾、薩基爾、拉吉爾

◎牙齒問題

程式與情緒：・無法做決定／優柔寡斷　・缺乏做決定的能力　・延誤做出決定

上顎（上頜骨）

・不瞭解自己的生命處境

下顎（下顎骨）

・焦躁、沒耐心

手的位置：第四和第五脈輪
刪除：犧牲者程式、無法原諒程式
大天使：夏彌爾、耶利米爾、薩基爾

◎牙周病

程式與情緒：・覺得被迫做出決定　・無法完成事情／做事不了了之
手的位置：第四和第五脈輪
刪除：犧牲者程式、因愛受創程式
大天使：夏彌爾、拉斐爾、薩基爾

◎牙根問題

程式與情緒：・缺乏支持　・過多壓力　・尋求新的支撐
手的位置：第四和第五脈輪
刪除：犧牲者程式、因愛受創程式
大天使：夏彌爾、拉斐爾、薩基爾

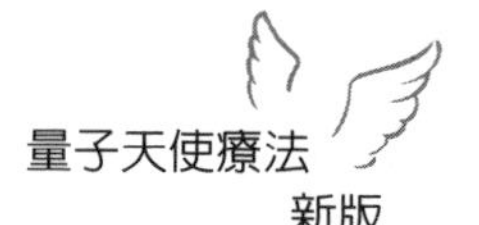

◎沉澱物（結石）

程式與情緒：・對自己嚴厲　・追求完美　・害怕失望　・覺得受到抑制

手的位置：第四脈輪

刪除：批判者程式

大天使：夏彌爾、約菲爾

◎憂鬱症

程式與情緒：・感到無望　・感到無助　・覺得沒有力量　・覺得自己不夠好
・自我放棄　・壓抑對自己的憤怒

手的位置：第三脈輪

刪除程式：因愛受創

大天使：拉斐爾、米迦勒、烏列爾

◎糖尿病

程式與情緒：・批判自己和別人　・對人生失望　・深沉的憂傷

・未被處理的情緒衝擊 ・非常需要能夠掌控
・對過往的事件感到尷尬

手的位置：第三脈輪

刪除：判斷者程式、無法原諒程式

大天使：米迦勒、拉斐爾、烏列爾、約菲爾、耶利米爾、薩基爾

◎腹瀉

程式與情緒：・害怕目前的某件事 ・想脫離某人或某事 ・想要逃跑
・拒絕某件無法接受的事 ・害怕被拒絕／不被認同

手的位置：第一和第二脈輪

刪除：犧牲者程式

大天使：拉斐爾、夏彌爾、加百列

◎痢疾

程式與情緒：・煩躁不安 ・害怕當下 ・暴怒與氣憤 ・無法原諒

手的位置：第一和第四脈輪

刪除：無法原諒程式

大天使：耶利米爾、薩基爾、聖德芬、夏彌爾

◎耳部問題

程式與情緒：．覺得沒有人聽他的話　．不傾聽自己內在的聲音

．覺得個人環境氣氛不和諧　．憤怒　．抗拒改變　．拒絕創新

手的位置：第五與第六脈輪

刪除：因愛受創程式

大天使：拉斐爾、夏彌爾、薩基爾、拉吉爾

◎濕疹

程式與情緒：．強烈的情緒　．高度敏感　．感到挫敗／失意

．未被療癒的情緒痛苦／惱人事物

手的位置：第三與第四脈輪

刪除：犧牲者程式

大天使：米迦勒、拉斐爾、烏列爾、夏彌爾

◎肘部相關問題

程式與情緒：・無法接受新的經驗　・害怕改變

手的位置：第三與第四脈輪

刪除：無法原諒程式

大天使：米迦勒、拉斐爾、烏列爾、夏彌爾、耶利米爾、薩基爾

◎子宮內膜組織異位

程式與情緒：・深沉且未釋放的悲傷　・挫折感　・沒有安全感

・缺乏對自己的愛　・欠缺自我察覺

・傾向把自己的問題怪到別人身上　・拒絕放下過去和偏限性的信念

手的位置：第一跟第四脈輪

刪除：批判者程式、因愛受創程式、無法原諒程式

大天使：漢尼爾、聖德芬、約菲爾、拉斐爾、耶利米爾、薩基爾、夏彌爾

◎腸炎

程式與情緒：・猶豫不決　・無法放鬆　・壓抑的恨意

手的位置：第一和第二脈輪

刪除：因愛受創程式

大天使：拉斐爾、夏彌爾

◎癲癇

程式與情緒：・覺得被追趕　・覺得需要懲罰自己　・將生命當成一場戰鬥

手的位置：第四、第六和第七脈輪

刪除：犧牲者程式

大天使：夏彌爾、拉吉爾、麥達昶

◎慢性疲勞

程式與情緒：・絕望的　・感到被誤解　・覺得被拋下　・覺得無助　・厭倦生活裡的掙扎　・缺乏自信

手的位置：第四脈輪

刪除：犧牲者程式

大天使：拉斐爾、夏彌爾

◎眼睛問題

程式與情緒：・無法去看和接受事實　・無法原諒　・害怕不愉快的消息及決定　・恐懼未來（近視）　・害怕現在（遠視）　・暴怒和失望（結膜炎）

孩子的視力問題：不想看到家中發生的事

◎白內障

程式與情緒：・不想探究未來　・不能接受未來事件　・覺得受到威脅

手的位置：第六脈輪
刪除：犧牲者程式
大天使：拉斐爾、夏彌爾

◎結膜炎

程式與情緒：・覺得自己沒做正確的事情　・對別人感到憤怒　・無法原諒
手的位置：第六脈輪
刪除：無法原諒程式
大天使：拉吉爾、耶利米爾、薩基爾

◎青光眼

程式與情緒：・無法原諒　・很深的痛苦與情緒創傷　・覺得處在壓力下
手的位置：第六脈輪
刪除：無法原諒程式
大天使：拉吉爾、耶利米爾、薩基爾

◎明顯的眼圈

程式與情緒：・覺得別人不了解自己　・沒有充實感　・憎恨
・因爲被拒絕而情感受傷　・根深柢固的傷悲和悔恨
・良心上自責、責怪自己

手的位置：第六脈輪

刪除：無法原諒程式

大天使：愛瑟瑞爾、拉吉爾、耶利米爾、薩基爾

◎斜視

程式與情緒：・害怕聽到眞相　・害怕懲罰　・不想看到發生的事

手的位置：第六脈輪

刪除：犧牲者程式

大天使：拉吉爾、夏彌爾

◎瞼腺炎（針眼）

程式與情緒：．對自己和別人生氣　．無法原諒　．懷有敵意／不友善

手的位置：第六脈輪

刪除：無法原諒程式

大天使：拉吉爾、耶利米爾、薩基爾

◎眼睛浮腫

程式與情緒：．無法放下　．頑固及堅持意見

手的位置：第四脈輪

刪除：犧牲者程式、無法原諒程式

大天使：夏彌爾、耶利米爾、薩基爾

◎眼部抽動

程式與情緒：．害怕沒有足夠時間　．無法忍受事情未完成　．軟弱，特別是要做出決定的時候

手的位置：第六脈輪
刪除：犧牲者程式
大天使：拉吉爾、夏彌爾

◎一般的臉部問題

程式與情緒：・覺得被拒絕　・自我懷疑　・人際或情感關係的問題
手的位置：第二和第四脈輪
刪除：因愛受創程式
大天使：拉斐爾、夏彌爾、加百列

◎顏面麻痺

程式與情緒：・自我譴責
手的位置：第二和第四脈輪
刪除：批判者程式
大天使：拉斐爾、夏彌爾、加百列、約菲爾

◎昏厥

程式與情緒：・感覺被目前的生活狀況壓垮　・無望感／絕望／不抱希望
　・害怕當前發生的事　・害怕未來會發生的事

手的位置：第一脈輪、第三和第六脈輪

刪除：犧牲者程式

大天使：聖德芬、米迦勒、拉斐爾、烏列爾、拉吉爾

◎恐懼

程式與情緒：・覺得無法改變局面／情況　・覺得無助與脆弱　・沒有自信

手的位置：所有脈輪

刪除：犧牲者程式

大天使：拉斐爾、米迦勒、加百列、烏列爾、拉吉爾、麥達昶、夏彌爾

◎腿部相關問題

程式與情緒：・不接受自己的生活方式

左側：精神生活

右側：生活的實際面向

・恐懼未來　・害怕踏出下一步　・對自己和他人缺乏了解

手的位置：第四脈輪

刪除：無法原諒程式

大天使：夏彌爾、耶利米爾、薩基爾

◎子宮肌瘤

程式與情緒：・覺得被伴侶傷害　・無法原諒　・覺得女性面受到攻擊　・報復感

手的位置：第二和第四脈輪

刪除：因愛受創程式、無法原諒程式、批判者程式

大天使：漢尼爾、拉斐爾、夏彌爾、薩基爾、約菲爾、耶利米爾、加百列

◎瘺管

程式與情緒：・無法放下　・覺得沒有力量和無助　・無法原諒

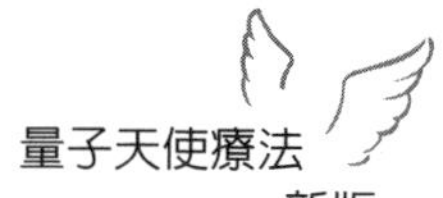

手的位置：第四脈輪

刪除：無法原諒程式、犧牲者程式

大天使：夏彌爾、耶利米爾、薩基爾

◎性冷感

程式與情緒：・對性慾恐懼和有罪惡感　・無法接受性　・拒絕自己的女性面　・受限的思想模式（例如：性是不好的）

手的位置：第二與第四脈輪

刪除：無法原諒程式

大天使：漢尼爾、加百列、拉斐爾、夏彌爾、耶利米爾、薩基爾

◎眞菌感染

程式與情緒：・覺得虛弱／軟弱　・感到精疲力竭　・無法放下過去　・無法接受現在　・無法原諒

手的位置：第二、第三、第四和第六脈輪

刪除：因愛受創程式

大天使：拉斐爾、夏彌爾、加百列、拉吉爾

◎膽囊息肉

程式與情緒：·感到痛苦 ·太驕傲而不能／不願原諒 ·想勉強事情發生

手的位置：第三脈輪

刪除：無法原諒程式

大天使：米迦勒、拉斐爾、烏列爾、耶利米爾、薩基爾

◎膽結石

程式與情緒：·壓抑／未被釋放的痛苦 ·因驕傲／自尊太強而不原諒 ·對目前生活覺得無力 ·感覺要依賴別人 ·覺得未受保護

手的位置：第三脈輪

刪除：犧牲者程式、無法原諒程式

大天使：米迦勒、拉斐爾、夏彌爾、烏列爾、耶利米爾、薩基爾

◎暈眩

程式與情緒：・缺乏平衡　・感到困惑、沒有焦點　・覺得負荷太多
・不清楚生命意義　・拒絕目前的生活狀況　・壓抑對靈性的追尋
・情緒與想法有衝突

手的位置：第四、第五、第六與第七脈輪

刪除：因愛受創程式

大天使：夏彌爾、拉斐爾、薩基爾、拉吉爾、麥達昶

◎腺體問題

程式與情緒：・與自己內在的神的力量沒有接觸　・活在過去
・覺得被壓抑／感到不自在　・不敢主動　・缺乏自信　・不平衡

手的位置：第五、第六和第七脈輪

刪除：犧牲者程式

大天使：米迦勒、拉斐爾、夏彌爾、薩基爾、拉吉爾、麥達昶

◎滋生的白髮

程式與情緒：・不夠愛自己　・缺乏自信　・覺得自己不夠好　・緊張／有壓力

隔夜白：衝擊／感到震驚

手的位置：第四脈輪

刪除：因愛受創程式

大天使：拉斐爾、夏彌爾

◎掉髮

程式與情緒：・覺得不被欣賞或感謝　・覺得別人不了解自己　・沒安全感

・寧可靠自己而不指望、信賴別人　・事情不在自身的能力範圍

手的位置：第二與第四脈輪

刪除：因愛受創程式

大天使：拉斐爾、夏彌爾、加百列

◎口臭

程式與情緒：・覺得不被愛　・覺得被不公平對待　・無法原諒

・無法放下舊回憶

手的位置：第四與第五脈輪

刪除：無法原諒程式、犧牲者程式

大天使：拉斐爾、夏彌爾、薩基爾、耶利米爾

◎花粉熱

程式與情緒：・被壓抑的恐懼、怒氣、哀傷和眼淚　・沒善待自己、愛自己

手的位置：第四、第六和第七脈輪

刪除：因愛受創程式、犧牲者程式

大天使：愛瑟瑞爾、拉斐爾、夏彌爾、拉吉爾、麥達昶

◎頭痛

程式與情緒：・緊張、壓力大　・感覺處在壓力下

・害怕無法符合他人（也包括父母親）的期望　・自我批判
・缺少對自己的愛　・不滿意的人際／情感關係
・被壓抑的情緒痛苦　・無法放下

手的位置：第四、第六和第七脈輪

刪除：因愛受創程式、無法原諒程式、犧牲者程式

大天使：拉斐爾、拉吉爾、麥達昶、夏彌爾、耶利米爾、薩基爾

◎心臟問題

程式與情緒：・感到過度負荷和緊張　・認爲目前情況沒有出路　・感覺不被愛
・覺得沒有被他人支持　・感受不到喜悅
・覺得有太多壓力、太多責任　・無法原諒自己和他人
・生活在一個不快樂的關係裡

手的位置：第一和第二脈輪

刪除：因愛受創程式

大天使：聖德芬、拉斐爾、夏彌爾、耶利米爾、薩基爾

◎胃灼熱

程式與情緒：・覺得不自由　・巨大的恐懼　・被壓抑的情緒

・沒有掌控自己的人生

手的位置：第一、第三、第四和第五脈輪

刪除：因愛受創程式、犧牲者程式

大天使：聖德芬、米迦勒、拉斐爾、烏列爾、夏彌爾、薩基爾

◎肝炎

程式與情緒：・恐懼、憤怒、憎恨　・無法原諒　・害怕改變也拒絕改變

手的位置：第三、第四和第五脈輪

刪除：無法原諒程式

大天使：耶利米爾、薩基爾、夏彌爾、米迦勒、拉斐爾、烏列爾

◎臀部問題

程式與情緒：・害怕前進　・有困難做出重要決定　・覺得不被支持

・難以接受目前的經歷

手的位置：第一、第二和第三脈輪

刪除：犧牲者程式

大天使：拉斐爾、夏彌爾、加百列

◎極度過動／過度活躍

程式與情緒：

・感到挫折
・覺得無助
・感到內在的躁動
・對父母或孩子暴怒

手的位置：第四脈輪

刪除：犧牲者程式

大天使：夏彌爾

◎免疫力不足／免疫缺陷

程式與情緒：

・覺得過度負荷
・感到不自由、受控制、被壓抑
・恐懼失去某人或某事
・覺得被遺棄
・覺得沒有防禦、未受保護

手的位置：第四脈輪
刪除：犧牲者程式
大天使：夏彌爾

◎免疫系統的干擾

程式與情緒：·內在不平衡　·內在不平靜　·想要放棄　·對他人無同理心
·失去控制　·覺得自己不夠好
手的位置：所有脈輪
刪除：犧牲者程式
大天使：拉斐爾、米迦勒、加百列、烏列爾

◎陽痿

程式與情緒：·恐懼及對性慾有罪惡感　·覺得被拒絕
·被壓抑下來的衝突（和母親）
·被壓抑的挫敗感（與前任伴侶）

・害怕失敗、害怕成爲失敗者的情結

手的位置：第一、第二、第四和第五脈輪

刪除：因愛受創程式

大天使：聖德芬、拉斐爾、夏彌爾、加百列、薩基爾

◎大小號失禁

程式與情緒：・大量壓抑的情緒　・對自己感到愧疚　・恐懼失敗

手的位置：第二和第四脈輪

刪除：因愛受創程式、批判者程式

大天使：拉斐爾、約菲爾、加百列

◎傳染病

程式與情緒：・對他人懷有敵意　・憤怒　・無法原諒　・無法信任別人

手的位置：第四脈輪

刪除：無法原諒程式

大天使：耶利米爾、夏彌爾、薩基爾

◎聲帶發炎

程式與情緒：・覺得負荷過重　・覺得無言、無助　・覺得被遺棄

手的位置：第五脈輪

刪除：犧牲者程式

大天使：夏彌爾、薩基爾

◎流行性感冒

程式與情緒：・對未來事件感到害怕　・恐懼社會危機　・恐懼經濟危機　・恐懼災難　・從社會所接收的負面信念系統與模式

手的位置：第二與第四脈輪

刪除：因愛受創程式、無法原諒程式、犧牲者程式

大天使：拉斐爾、夏彌爾、加百列、耶利米爾、薩基爾

◎失眠

程式與情緒：・覺得不安全　・覺得有壓力／緊張　・有罪惡感　・害怕懲罰　・害怕改變　・無法放下　・無法原諒自己和別人

手的位置：第四、第五與第六脈輪

刪除：無法原諒程式

大天使：夏彌爾、耶利米爾、薩基爾、拉吉爾

◎腸道問題／疾病

程式與情緒：・需要愛與關心　・感到消沉、受挫　・總是在擔心

手的位置：第一和第二脈輪

刪除：犧牲者程式、因愛受創程式

大天使：夏彌爾、聖德芬、加百列、拉斐爾

◎顎（下巴）的問題

程式與情緒：・無法原諒　・無法處理過去　・憤怒　・想報復

手的位置：第四和第五脈輪

刪除：因愛受創程式、無法原諒程式

大天使：耶利米爾、夏彌爾、薩基爾

◎關節問題

程式與情緒：．拒絕改變　．缺乏彈性　．被壓抑的情緒痛苦

手的位置：第四和第五脈輪

刪除：因愛受創程式

大天使：拉斐爾、夏彌爾

◎腎結石

程式與情緒：．壓抑的怒火

手的位置：第一、第二和第四脈輪

刪除：批判者程式、因愛受創程式

大天使：聖德芬、夏彌爾、拉斐爾、加百列、約菲爾

◎腎虛

程式與情緒：・感到不被愛　・感到愧疚　・感到無助　・害怕被批評　・關係不和諧

手的位置：第一、第二和第四脈輪

刪除：犧牲者程式、因愛受創程式

大天使：聖德芬、夏彌爾、拉斐爾、加百列

◎膝蓋問題

程式與情緒：・死板　・拒絕改變、頑固　・累積的憤怒與激進　・無法承認自己犯錯（自尊）　・恐懼未來

左邊：沒安全感

・有壓力／緊張　・無法接受某些事

右邊：覺得需要去主張自身的定位

・在主張自己的興趣和需求時被反對　・拒絕權威

手的位置：第四與第五脈輪

刪除：無法原諒程式

大天使：耶利米爾、薩基爾、夏彌爾

◎喉炎

程式與情緒：・壓抑的怒氣　・覺得沒有被公平對待　・害怕表達自身的需求

手的位置：第五脈輪

刪除：犧牲者程式

大天使：夏彌爾、薩基爾

◎身體左側的問題

程式與情緒：・對女性（母親）有壓抑的情緒　・拒絕自身女性面　・渴求靈性

・無法原諒　・無法接受

手的位置：第四、第五與第六脈輪

刪除：無法原諒程式

大天使：漢尼爾、拉吉爾、耶利米爾、薩基爾、夏彌爾

◎腿部不舒服

程式與情緒：・恐懼未來　・恐懼改變　・財務上有不安全感

手的位置：第一與第三脈輪

刪除：犧牲者程式

大天使：夏彌爾、聖德芬、米迦勒、拉斐爾、烏列爾

◎肝病

程式與情緒：・怒氣、恨意　・無法放下過去　・無法原諒　・佔有慾強、武斷的／固執己見　・害怕並拒絕改變

手的位置：第三、第四和第五脈輪

刪除：批判者程式、無法原諒程式

大天使：夏彌爾、約菲爾、耶利米爾、薩基爾、米迦勒、烏列爾

◎低能量／動力

程式與情緒：・覺得別人不了解自己　・感到不被愛　・無法放手　・無法原諒

手的位置：第三和第四脈輪

刪除：無法原諒程式、因愛受創程式

大天使：米迦勒、拉斐爾、烏列爾、耶利米爾、薩基爾

◎淋巴阻塞

程式與情緒：·生命缺少喜悅 ·缺乏熱忱 ·不覺得被接受 ·不接受自己 ·侷限性的思考模式

手的位置：第四和第五脈輪

刪除：犧牲者程式、因愛受創程式

大天使：拉斐爾、夏彌爾、薩基爾

◎更年期問題

程式與情緒：·覺得自己沒用 ·覺得沒有平衡好 ·對自己生氣 ·排斥自己 ·害怕變老

手的位置：第四脈輪

刪除：批判者程式、因愛受創程式
大天使：夏彌爾、拉斐爾、薩基爾

◎偏頭痛

程式與情緒：．感覺在壓力下　．失去控制　．覺得性方面不平衡
．對抗自身的責任感　．抗拒責任（家庭、工作）　．無法放下
手的位置：第四、第六和第七脈輪
刪除：因愛受創程式
大天使：拉斐爾、拉吉爾、麥達昶、夏彌爾

◎流產

程式與情緒：．覺得還沒準備好　．覺得生育的時間不對　．不夠愛自己和接納自己
．恐懼未來　．恐懼責任
手的位置：第一、第二和第四脈輪
刪除：犧牲者程式

大天使：聖德芬、夏彌爾

◎**嘴部問題**

程式與情緒：・感到不被愛　・感到受威脅　・反對改變　・害怕改變

手的位置：第四與第五脈輪

刪除：因愛受創程式、犧牲者程式

大天使：拉斐爾、夏彌爾、薩基爾

◎**多發性硬化症**

程式與情緒：・覺得別人不了解自己　・覺得愧疚　・對自己嚴厲　・無法原諒

手的位置：第六脈輪

刪除：批判者程式、無法原諒程式

大天使：拉吉爾、耶利米爾、薩基爾、約菲爾

◎肌肉問題／肌肉抽筋

程式與情緒：·有罪惡感 ·覺得像個失敗者 ·恐懼未來 ·拒絕新事物／消息

手的位置：第一、第四和第五脈輪

刪除：犧牲者程式

大天使：聖德芬、拉斐爾、夏彌爾、薩基爾

◎啃指甲

程式與情緒：·挫折感 ·覺得別人不了解自己 ·沒有成就感 ·反抗父母

手的位置：第四與第五脈輪

刪除：犧牲者程式、因愛受創程式

大天使：夏彌爾、拉斐爾、薩基爾

◎反胃／噁心

程式與情緒：·沒安全感 ·覺得被拒絕／否定 ·不信任目前的生活 ·恐懼失敗

手的位置：第三、第四、第五和第六脈輪
刪除：犧牲者程式
大天使：米迦勒、拉斐爾、烏列爾、夏彌爾、薩基爾、拉吉爾

◎頸部問題

程式與情緒：‧覺得承受壓力　‧覺得動彈不得　‧感覺拘束／被限制
‧與別人的意見對立　‧頑固　‧無法讓步
手的位置：第五脈輪
刪除：犧牲者程式
大天使：夏彌爾、薩基爾

◎神經問題

程式與情緒：‧感到被目前情況壓垮、負荷過度　‧無法放鬆，無法擺脫一切
‧無法抵抗／無法保護自己　‧無法討論自身的需求
‧無法放下過去　‧思想與情緒相互矛盾

手的位置：第三脈輪
刪除：犧牲者程式
大天使：米迦勒、拉斐爾、烏列爾、夏彌爾

◎神經質／神經緊張

程式與情緒：・對未來感到害怕　・煩躁／困惑的　・無法表達自己需求　・對自己和別人缺乏信任
手的位置：第三和第六脈輪
刪除：犧牲者程式
大天使：米迦勒、拉斐爾、烏列爾、夏彌爾、拉吉爾

◎神經痛

程式與情緒：・有罪惡感　・覺得受到應有的懲罰　・無法原諒自己
手的位置：第四和第六脈輪
刪除：犧牲者程式、無法原諒程式

大天使：耶利米爾、薩基爾、夏彌爾、拉吉爾

◎鼻息肉

程式與情緒：・感到不被愛　・生命裡沒有喜悅／不喜歡、不滿意自己的人生

・感覺承受壓力

手的位置：第四脈輪

刪除：犧牲者程式

大天使：夏彌爾、拉斐爾

◎鼻息肉（孩童）

程式與情緒：・在家裡感到壓力、緊張及衝突　・覺得不被愛　・感到不受歡迎

・感到自己妨礙父母

手的位置：第四脈輪

刪除：有害的情緒（參考第頁）

大天使：夏彌爾、拉斐爾、麥達昶

◎流鼻水

程式與情緒：・覺得無助　・感到被拋下／被遺棄　・覺得別人沒有考慮到自己
・不想承擔責任

手的位置：第四與第五脈輪

刪除：因愛受創程式

大天使：夏彌爾、拉斐爾、薩基爾

◎流鼻血

程式與情緒：・覺得不被愛　・覺得被忽略　・感到沒價值

手的位置：第四脈輪

刪除：犧牲者程式

大天使：夏彌爾

◎麻木／麻痺

程式與情緒：・覺得被拒絕　・覺得自己不重要　・有困難表達自己　・不愛自己

手的位置：第五和第六脈輪
刪除：因愛受創程式、犧牲者程式
大天使：拉斐爾、薩基爾、夏彌爾、拉吉爾

◎**肥胖**

程式與情緒：・覺得沒防禦或沒有保護　・覺得不安全　・覺得脆弱／易受傷害　・不愛自己
手的位置：第三、第四、第五和第六脈輪
刪除：犧牲者程式、因愛受創程式
大天使：米迦勒、拉斐爾、烏列爾、夏彌爾、薩基爾、拉吉爾

◎**骨質疏鬆**

程式與情緒：・感覺受到壓力　・心理上的壓力／緊張　・生活裡缺乏支持
手的位置：第四和第五脈輪
刪除：犧牲者程式

大天使：夏彌爾、薩基爾

◎卵巢問題

程式與情緒：‧感到孤獨和被遺棄　‧被壓抑的創造力　‧需要愛與尊重　‧懷疑自己在性方面的表現

手的位置：第一和第二脈輪

刪除：犧牲者程式

大天使：漢尼爾、拉斐爾、夏彌爾

◎疼痛

程式與情緒：‧有罪惡感／愧疚　‧自我懲罰　‧在關係中不快樂　‧不愛自己

手的位置：所有脈輪

刪除：所有程式——因愛受創程式、犧牲者程式、無法原諒程式、批判者程式

大天使：聖德芬、米迦勒、拉斐爾、烏列爾、夏彌爾、耶利米爾、薩基爾、麥達昶、拉吉爾、加百列

◎左臂的疼痛

程式與情緒：・無法接受　・無法接受自己的女性面

・對女性（母親或其他人）有未釋放、沒有處理的情緒

・與自身精神面的連結不夠強

手的位置：第四與第五脈輪

刪除：因愛受創程式

大天使：米迦勒、漢尼爾、拉吉爾、夏彌爾、拉斐爾

◎右臂的疼痛

程式與情緒：・無法付出　・無法放下　・在接受現實上有困難

・無法接受自身的男性面

・對男性有未處理的情緒（父親與其他男性）

・與自己身體沒有足夠連結

手的位置：第四與第五脈輪

刪除：無法原諒程式

大天使：夏彌爾、耶利米爾、薩基爾

◎胰臟炎

程式與情緒：‧覺得不快樂　‧覺得愧疚和羞恥／尷尬　‧覺得不被愛　‧不允許喜悅與歡樂　‧壓抑的憤怒　‧害怕新事物／情況

手的位置：第一、第三、第四和第五脈輪

刪除：批判者程式、因愛受創程式

大天使：聖德芬、米迦勒、拉斐爾、烏列爾、夏彌爾、薩基爾、約菲爾

◎癱瘓

程式與情緒：‧感到被困在目前的生活處境　‧覺得被責任壓垮　‧害怕未來

手的位置：第四、第五和第六脈輪

刪除：犧牲者程式

大天使：夏彌爾、約菲爾、耶利米爾、薩基爾、拉吉爾

◎帕金森氏症

程式與情緒：・有巨大的恐懼卻不知道自己真正害怕的是什麼

・想要掌控事情　・缺少自我價值／尊重　・不愛自己

・對自己和他人缺少信任（也請檢查血液中含汞量）

手的位置：所有脈輪

刪除：犧牲者程式、因愛受創程式

大天使：聖德芬、米迦勒、拉斐爾、烏列爾、夏彌爾、耶利米爾、薩基爾、麥達昶、拉吉爾、加百列

◎靜脈炎

程式與情緒：・挫折感　・傾向責怪別人　・抑制的怒氣

・生命中缺少喜悅、感到人生乏味

手的位置：第一、第二、第四和第五脈輪

刪除：批判者程式

大天使：聖德芬、加百列、夏彌爾、薩基爾、拉斐爾、約菲爾

◎恐懼症

程式與情緒：・覺得無防禦／沒有保護　・不被保護　・易受傷害的

手的位置：所有脈輪

刪除：犧牲者程式、因愛受創程式、無法原諒程式

大天使：聖德芬、米迦勒、拉斐爾、烏列爾、愛瑟瑞爾、夏彌爾、耶利米爾、薩基爾、麥達昶、拉吉爾、加百列

恐懼症是對下列根深蒂固的恐懼：

疾病、黑暗、搭乘飛機、開車、高度、橋樑、隧道、電梯、電扶梯、墓園、火、水、昆蟲、蜘蛛、動物攻擊、公開場所、公眾表演、群眾，還有對聽見「聲音」、被遺棄、被控制、被懲罰、被虐待、面對死亡的恐懼等等

◎青春痘／面皰

程式與情緒：・受挫　・害怕受傷害　・壓抑的怒火

手的位置：第二、第四和第五脈輪

刪除：因愛受創程式
大天使：拉斐爾、夏彌爾、加百列

◎肺炎

程式與情緒：・絕望的　・沒有覺得被支持　・不夠愛自己
手的位置：第四和第五脈輪
刪除：因愛受創程式、犧牲者程式
大天使：拉斐爾、夏彌爾、薩基爾

◎經前症候群

程式與情緒：・感到無力　・感到脆弱　・感到不平衡　・感覺脆弱／易受傷害
・覺得自己被其他東西（荷爾蒙）所控制
・對事無能爲力、無法防禦　・拒絕這部份的女性面　・不愛自己
手的位置：第一和第四脈輪
刪除：犧牲者程式、因愛受創程式、無法原諒程式

大天使：漢尼爾、聖德芬、約菲爾、拉斐爾、耶利米爾、薩基爾

◎前列腺問題

程式與情緒：・害怕失去控制 ・害怕被拒絕 ・害怕變老 ・性的壓力、罪惡感 ・無法放下過去 ・無法原諒

手的位置：第一和第二脈輪

刪除：無法原諒程式

大天使：耶利米爾、薩基爾、聖德芬、加百列、拉斐爾

◎肺部疾病

程式與情緒：・覺得不值得活得健康 ・憂傷 ・缺少對生命的感激 ・生活乏味、沒有變化

手的位置：第四和第五脈輪

刪除：因愛受創程式、犧牲者程式

大天使：愛瑟瑞爾、拉斐爾、夏彌爾、薩基爾

◎腎盂炎

程式與情緒：・覺得不被愛　・失望和憤怒　・關係不和諧
・覺得伴侶在性方面不了解自己　・忽視自己的需要　・害怕失敗
・對生存／存在的恐懼

手的位置：第一、第二和第四脈輪

刪除：犧牲者程式、因愛受創程式

大天使：聖德芬、夏彌爾、拉斐爾、加百列

◎疹子

程式與情緒：・覺得目前的家庭生活有衝突　・因爲沒有成功達到目標而感到挫折
・沒有安全感

手的位置：第二、第四和第五脈輪

刪除：因愛受創程式

大天使：拉斐爾、夏彌爾、加百列

◎類風濕性關節炎

程式與情緒：・覺得別人不了解自己 ・覺得被懲罰和被他人拒絕 ・不愛自己

手的位置：第二、第四和第五脈輪

刪除：犧牲者程式、因愛受創程式

大天使：加百列、夏彌爾、拉斐爾、薩基爾

◎身體右側的問題

程式與情緒：・無法原諒 ・無法分享 ・對男性（父親）壓抑情緒

・拒絕自身的男性面 ・恐懼責任 ・渴望安全感和物質

手的位置：第一、第二、第三和第四脈輪

刪除：無法原諒程式

大天使：聖德芬、拉斐爾、夏彌爾、加百列、耶利米爾、薩基爾

◎坐骨神經痛

程式與情緒：・害怕無法活出自己的創造力 ・需求被壓抑 ・性方面的挫折

・對自己和別人說謊　・害怕金錢上的匱乏

手的位置：第一、第二和第三脈輪

刪除：因愛受創程式、犧牲者程式

大天使：聖德芬、拉斐爾、夏彌爾、加百列、米迦勒、烏列爾

◎帶狀疱疹

程式與情緒：・感到不安全　・有壓力／緊張　・無法放下　・不想承擔責任

・強烈的感傷

手的位置：第四和第五脈輪

刪除：無法原諒程式、犧牲者程式

大天使：夏彌爾、薩基爾

◎肩膀問題

程式與情緒：・有罪惡感　・生活裡缺少喜悅　・感到氣餒和無助

・覺得負荷過重和緊張　・覺得責無旁貸　・承受太多的責任

手的位置：第四和第五脈輪
刪除：犧牲者程式、因愛受創程式
大天使：夏彌爾、拉斐爾、薩基爾

◎鼻竇炎

程式與情緒：・對某人感到煩躁　・覺得處在壓力下　・壓抑的怒氣
手的位置：第四和第五脈輪
刪除：犧牲者程式
大天使：夏彌爾、拉斐爾、拉吉爾

◎皮膚問題

程式與情緒：・焦躁不安　・感到無趣　・覺得不安全　・感覺受到威脅
・壓抑的批判　・壓抑的憤怒　・侷限的信念系統
手的位置：第二、第四和第五脈輪
刪除：因愛受創程式、犧牲者程式

大天使：拉斐爾、夏彌爾、加百列

◎椎間盤突出

程式與情緒：・覺得被遺棄　・有太多的責任

・痛苦的分離（發生在過去或現在）

手的位置：第二脈輪

刪除：犧牲者程式

大天使：加百列、夏彌爾、拉斐爾

◎打鼾

程式與情緒：・拒絕進一步變化／發展　・拒絕放下舊程式　・拒絕／排斥改變

・不愛自己

手的位置：第四和第五脈輪

刪除：因愛受創程式、無法原諒程式

大天使：夏彌爾、拉斐爾、耶利米爾、薩基爾

◎喉嚨痛

程式與情緒：・無法原諒自己和別人・感到受到限制／被束縛
・有困難表達自身的需要　・壓抑的憤怒　・被抑制的情緒傷害

手的位置：第四和第五脈輪

刪除：因愛受創程式、無法原諒程式

大天使：拉斐爾、夏彌爾、薩基爾、耶利米爾

◎脊柱／脊髓問題

程式與情緒：・感到不如人　・在生活中缺乏支持　・無法放下　・不能接受
・被自我掌控　・害怕生活中要面對的情緒

手的位置：第五脈輪

刪除：犧牲者程式

大天使：夏彌爾、薩基爾、拉斐爾

◎頸椎錯位

第一節

程式與情緒：・覺得別人不了解自己 ・覺得不平衡 ・感覺自己不夠好 ・害怕懲罰

手的位置：第五脈輪

刪除：犧牲者程式

大天使：夏彌爾、薩基爾

第二節

程式與情緒：・猶豫不決 ・情緒與想法有衝突 ・跟自己過不去 ・拒絕靈性面

手的位置：第五脈輪

刪除：判斷者程式

大天使：夏彌爾、約菲爾

第三節

程式與情緒：・有罪惡感　・猶豫不決　・缺乏自愛

手的位置：第五脈輪

刪除：犧牲者程式

大天使：夏彌爾、薩基爾

第四節

程式與情緒：・有罪惡感　・感到痛苦　・無法原諒　・無法放下過去

手的位置：第五脈輪

刪除：無法原諒程式

大天使：夏彌爾、耶利米爾、薩基爾

第五節

程式與情緒：・覺得被拒絕　・覺得負荷過重　・無法接受　・害怕被拒絕

・害怕被羞辱

手的位置：第五脈輪
刪除：犧牲者程式
大天使：夏彌爾、薩基爾

第六節

程式與情緒：．覺得不被愛　．覺得不討人喜歡　．感到過度負荷
．覺得需要去改變別人
手的位置：第五脈輪
刪除：因愛受創程式
大天使：夏彌爾、薩基爾、拉斐爾

第七節

程式與情緒：．無助　．缺乏支持　．無法原諒　．無法放下
手的位置：第五脈輪
刪除：因愛受創程式、無法原諒程式

大天使：夏彌爾、薩基爾、拉斐爾、耶利米爾

◎胸椎走位

第一節

程式與情緒：·過度緊繃 ·恐懼失敗 ·恐懼生命
手的位置：第四脈輪
刪除：犧牲者程式
大天使：夏彌爾

第二節

程式與情緒：·覺得受傷 ·覺得被遺棄 ·不愛自己
手的位置：第四脈輪
刪除：犧牲者程式、因愛受創程式
大天使：夏彌爾、拉斐爾

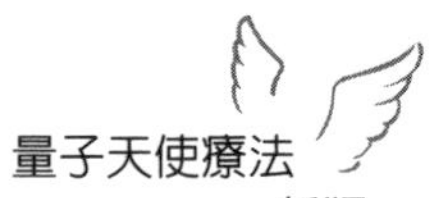

第三節

程式與情緒：・覺得受傷　・有罪惡感　・無法原諒
手的位置：第四脈輪
刪除：犧牲者程式、無法原諒程式
大天使：夏彌爾、耶利米爾、薩基爾

第四節

程式與情緒：・感到痛苦　・感到愧疚　・無法原諒
手的位置：第四脈輪
刪除：無法原諒程式
大天使：夏彌爾、耶利米爾、薩基爾

第五節

程式與情緒：・感到被不公對待　・無法原諒　・累積的怒氣
手的位置：第四脈輪

刪除：無法原諒程式
大天使：夏彌爾、耶利米爾、薩基爾

第六節

程式與情緒：・恐懼未來 ・無法信任 ・無法原諒 ・累積的怒氣
手的位置：第四脈輪
刪除：無法原諒程式
大天使：夏彌爾、耶利米爾、薩基爾

第七節

程式與情緒：・感覺受傷 ・感到痛苦 ・無法放下 ・無法原諒
手的位置：第四脈輪
刪除：無法原諒程式
大天使：夏彌爾、耶利米爾、薩基爾

第八節

程式與情緒：・覺得不被愛　・覺得自己失敗了　・不愛自己

手的位置：第四脈輪

刪除：犧牲者程式

大天使：夏彌爾

第九節

程式與情緒：・覺得不被愛　・覺得別人不了解自己　・感到被遺棄

手的位置：第四脈輪

刪除：犧牲者程式

大天使：夏彌爾

第十節

程式與情緒：・覺得不被了解　・感到不被欣賞　・不想負起自己的責任

手的位置：第四脈輪

刪除：犧牲者程式

大天使：夏彌爾

第十一節

程式與情緒：・不覺得討人喜歡　・缺乏自愛　・害怕情感／人際關係

手的位置：第四脈輪

刪除：因愛受創程式

大天使：夏彌爾、拉斐爾

第十二節

程式與情緒：・生命中缺乏喜悅　・沮喪　・沒安全感　・害怕情感／人際關係

手的位置：第四脈輪

刪除：因愛受創程式

大天使：夏彌爾、拉斐爾

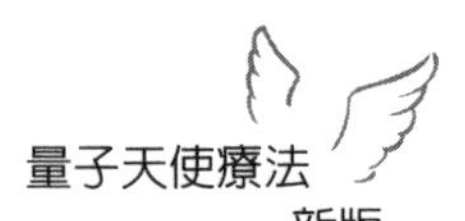

◎腰椎走位

第一節

程式與情緒：・感到不被愛　・沒安全感　・缺乏支持

手的位置：第三脈輪

刪除：因愛受創程式

大天使：米迦勒、拉斐爾、烏列爾

第二節

程式與情緒：・強烈的失望　・孩童時期開始的哀傷

手的位置：第三脈輪

刪除：因愛受創程式

大天使：米迦勒、拉斐爾、烏列爾

第三節

程式與情緒：・罪惡感　・憎恨自己　・無法放下過去性方面的問題

手的位置：第三脈輪
刪除：因愛受創程式、無法原諒程式
大天使：米迦勒、拉斐爾、烏列爾、耶利米爾、薩基爾

第四節

程式與情緒：・感到不被愛　・覺得沒有力量　・缺乏自尊　・存在／生存的恐懼　・性方面的問題
手的位置：第三脈輪
刪除：因愛受創程式、無法原諒程式
大天使：米迦勒、拉斐爾、烏列爾、夏彌爾

第五節

程式與情緒：・生活缺乏喜悅　・無法接受喜悅與性慾　・不安全感　・覺得別人不了解自己
手的位置：第三脈輪

刪除：因愛受創程式
大天使：米迦勒、拉斐爾、烏列爾

◎薦椎

程式與情緒：‧無力感　‧不安全感　‧累積的怒氣　‧無法原諒
手的位置：第一脈輪
刪除：無法原諒程式
大天使：聖德芬、耶利米爾、薩基爾

◎尾椎

程式與情緒：‧覺得不被愛　‧覺得不平衡　‧無法原諒　‧自我懲罰
手的位置：第一脈輪
刪除：犧牲者程式、無法原諒程式
大天使：聖德芬、耶利米爾、薩基爾

◎脾病

程式與情緒：・覺得不被愛 ・不愛自己 ・強烈的怒氣 ・無法放下 ・無法原諒

手的位置：第三脈輪

刪除：犧牲者程式、無法原諒程式

大天使：米迦勒、拉斐爾、烏列爾、夏彌爾、耶利米爾、薩基爾

◎扭傷

程式與情緒：・覺得被遺棄 ・氣憤 ・缺乏自信 ・拒絕目前的生活處境

手的位置：第一和第四脈輪

刪除：批判者程式、無法原諒程式

大天使：聖德芬、夏彌爾、耶利米爾、薩基爾、約菲爾

◎胃痛

程式與情緒：・擔心別人 ・有佔有慾 ・覺得有義務／責任一直去體諒

・覺得自己無足輕重　・壓抑的緊張　・害怕被遺棄

・覺得關係不和諧　・缺乏信任

手的位置：第三脈輪

刪除：因愛受創程式

大天使：米迦勒、拉斐爾、烏列爾

◎胃部問題

程式與情緒：・感到不快樂　・覺得不被愛　・感到不安全及存在上受威脅

・吞下怒氣並恐懼新的事物／情況

手的位置：第一、第三、第四與第五脈輪

刪除：犧牲者程式、因愛受創程式

大天使：聖德芬、米迦勒、拉斐爾、烏列爾、夏彌爾、薩基爾

◎壓力傾向

程式與情緒：・覺得沒受保護／沒防禦力　・缺乏支持　・覺得別人反對自己

手的位置：第一、第二、第三與第四脈輪
刪除：犧牲者程式
大天使：聖德芬、加百列、拉斐爾、米迦勒、烏列爾、夏彌爾、薩基爾

◎中風

程式與情緒：．感到在壓力下　．不滿意自己目前的人生　．抗拒改變
．自我毀滅的模式與行爲　．無法放下（過去）
．無法接受（當下／未來）
手的位置：第一、第三和第四脈輪
刪除：無法原諒程式
大天使：聖德芬、耶利米爾、薩基爾、夏彌爾

◎高燒

程式與情緒：．氣自己和別人　．對複雜混亂的環境感到煩躁
．壓抑的情緒快冒上來

手的位置：第四脈輪
刪除：無法原諒程式
大天使：夏彌爾、耶利米爾、薩基爾

◎甲狀腺問題

程式與情緒：・覺得被羞辱　・感到挫折　・感到不自由　・感覺被控制和受限制
・不夠愛自己　・無法表達自己　・缺乏創造力
・情緒與思想的衝突

手的位置：第四脈輪、第五脈輪
刪除：無法原諒程式、犧牲者程式
大天使：夏彌爾、薩基爾、薩基爾

◎耳鳴

程式與情緒：・覺得負荷過重　・覺得別人不了解自己
・尋找方式脫離目前的生活處境　・尋找靈性

手的位置：第四、第五和第六脈輪
刪除：因愛受創程式
大天使：拉斐爾、夏彌爾、薩基爾、拉吉爾

◎舌頭問題

程式與情緒：・覺得不快樂　・有罪惡感　・不能接受美好事物
・生命中缺乏喜樂
手的位置：第四和第五脈輪
刪除：犧牲者程式、因愛受創程式
大天使：夏彌爾、拉斐爾、薩基爾

◎扁桃腺炎

程式與情緒：・覺得別人不了解自己　・感到不被愛　・壓抑氣憤與怒火
・無法談論自己的感受
手的位置：第四和第五脈輪

刪除：因愛受創程式、犧牲者程式
大天使：拉斐爾、夏彌爾、薩基爾

◎**暈機、暈船**
程式與情緒：・覺得被他人控制／支配　・害怕失去控制　・無法放下
手的位置：第三和第四脈輪
刪除：犧牲者程式
大天使：米迦勒、拉斐爾、烏列爾、夏彌爾

◎**肺結核**
程式與情緒：・怒氣和攻擊性　・嫉妒　・想要懲罰別人　・佔有慾強
・不愛自己
手的位置：第四、第五和第六脈輪
刪除：因愛受創程式、判斷者程式
大天使：拉斐爾、夏彌爾、薩基爾、拉吉爾、約菲爾

◎失去知覺

程式與情緒：・恐懼真實狀況　・覺得無法處理事情　・害怕未來事件　・感到無助　・拒絕處理狀況　・拒絕進一步發展

手的位置：第一脈輪

刪除：因愛受創程式

大天使：拉斐爾、聖德芬、夏彌爾

◎泌尿系統感染

程式與情緒：・壓抑的怒火與氣憤　・無法原諒　・無法放下

手的位置：第二和第四脈輪

刪除：無法原諒程式

大天使：拉斐爾、夏彌爾、加百列、耶利米爾、薩基爾

◎子宮問題

程式與情緒：・針對母親所壓抑的衝突　・創造力被壓抑

手的位置：第一脈輪
刪除：犧牲者程式
大天使：聖德芬

◎靜脈曲張

程式與情緒：・感到有壓力　・感到過度負荷　・抗拒工作帶來的沉重壓力
・覺得氣餒　・寧願逃跑
手的位置：第四、第五和第六脈輪
刪除：犧牲者程式
大天使：拉斐爾、夏彌爾、拉吉爾、薩基爾

◎嘔吐

程式與情緒：・害怕新事物／情況　・拒絕改變　・缺乏自信
手的位置：第三和第四脈輪
刪除：犧牲者程式

大天使：米迦勒、拉斐爾、烏列爾、夏彌爾

◎體重增加

程式與情緒：．沒安全感 ．感到被拒絕和被遺棄 ．覺得有保護自己身體的需要

手的位置：第二和第四脈輪

刪除：犧牲者程式

大天使：加百列、拉斐爾、夏彌爾

◎體重減輕（非刻意）

程式與情緒：．誇大問題和害怕危險情況 ．無法信任 ．感到極度緊繃

手的位置：第一和第四脈輪

刪除：無法原諒程式

大天使：夏彌爾

量子天使療法
執業者 / 操作者的道德準則

1. 人們因自身無法解決的問題來找你，即使個案聲稱「只是爲了好玩」來做療程，你還是可以確定，在他們的問題背後有著深刻的憂傷與痛苦。因此，你永遠要嚴肅看待你的工作並立刻去瞭解個案的內心狀況。你的責任是帶著愛與尊重去鼓勵和引導個案。絕不要去影響、誤導或喚起他們錯誤和虛幻的希望。

2. 絕不要在個案沒有要求或尚未得到允許下進行。請尊重個人的需求和每個人的隱私。

3. 你的目標是去支持和引導人們走上他們的靈性道路。你以協助他們找到內在能力和他們自己力量的方式去支持他們；要知道你並非他們的救贖。

4. 個案預約時，至少約在三天後再見。這會幫助個案有所準備，有時間去想想可能的潛在問題。在準備療程時，徵詢個案如果天使馬上工作是否妥當。這可以使個案更清楚他爲什麼需要或想要進行這次療程。天使們將會協助個案接受他自己的愛和自我療癒。

5. 請勿安排緊急的會面！如果個案在最後一分鐘才預約，他們通常是期望你去解決或改變某個情況，或是去看到並不存在的事。他們往往會希望你爲他們目前的狀況承擔起責任或是爲他們做出決定，或甚至告訴他們想聽的話。

6. 請不要被個案一再要求療程所吸引而接受，這會使得他們倚賴你；這是誤用你的力量，而且只會弱化你的個案。感到被需要是一種誘惑，要小心！你的小我可能會因此打開通往負面能量與麻煩的通路。千萬不要認爲人們需要你或是你的療程。這樣的想法是錯誤的。

7. 量子天使療法的執行者是作爲一個清晰的能量管道，請務必要遵從專業的保密守則。所有你在療程中獲得的資訊都必須保密。

參考書目

1. Benor, Daniel J. *Healing Research. Holistic Energy Medicine and Spirituality.* Munich: Helix Editions Ltd., 1992.
2. Berger, Peter L. *Auf den Spuren der Engel. Die moderne Gesellschaft and die Wiederentdeckung der Transzen-denz.* Freiburg: Herder, 2001.
3. Borysenko, Joan, and Miroslav Borysenko. *The Power of the Mind to Heal.* Santa Monica, CA: Hay House, 1995.
4. Braden, Gregg. *The God Code.* Carlsbad, CA: Hay House, 2005.
5. Bunson, Matthew. *Angels A to Z: A Who's Who of the Heavenly Host.* New York: Three Rivers Press, 1996.
6. Chopra, Deepak. *Perfect Health.* New York: Three Rivers Press, 1990.
7. Chopra, Deepak *Quantum Healing.* New York: Bantam Books, 1990.
8. Davies, Philip R., George J. Brooke, and Phillip R. Callaway. *The Complete World of the Dead Sea Scrolls. London, UK:77zames and Hudson, 2002.*
9. Dieckmann, Dorothea. *Wie Engel erscheinen.* Hamburg: Rotbuch, 2001.

10. Dossey, Larry. *Be Careful What You Pray For .. You Might Just Get It*. San Francisco: HarperSanFrancisco, 1997. *Healing Words*. San Francisco: HarperSanFrancisco, 1997.
11. Emoto, Masaru. *The Hidden Messages in Water. New York:* Atria, 2005.
12. Fiore, Edith. *Besessenheit und Heilung, die Befreiung der Seele*. Giillesheim: Silberschnur, 1997.
13. Gordon, Richard. *Quantum-Much: The Power to Heal.* Berkeley, CA: North Atlantic Books, 2006.
14. Hay, Louise. *Heal Your Body.* Santa Monica, CA: Hay House, 1984.
15. Lewis, James R., and Evelyn Dorothy Oliver. *Angels A to Z.* Detroit: Visible Ink Press, 1996.
16. Lipton, Bruce, and Steve Bhaerman. *Spontaneous Evolution.* Carlsbad, CA: Hay House, 2009.
17. MacLean, Dorothy. *Du kannst mit Engeln sprechen.* Munich: Heyne, 1999.
18. Melody. *Das Handbuch der Edelsteine und Kristalle.* Munich: Droemer Knaur, 2001.
19. Mohr, Barbel. *Bestellungen beim Universum.* Aachen: Omega,

1998.

20. Pert, Candace B. *Molecules of Emotion: The Science Behind Mind-Body Medicine.* New York: Simon & Schuster, 1999.
21. Ronner, John. *Know Your Angel.* Murfreesboro, TN: Mamre Press, 1993.
22. Savedow, Steve, ed., trans. *Sepher Razial Hemelach: The Book of the Angel Raziel.* York Beach, ME: Weiser, 2000.
23. Schroeder, Hans-Werner. *Mensch und Engel. Die Wirklich-keit der Hierarchien.* Frankfurt: Fischer Taschenbuch, 1990.
24. Spindrift Research. www.spindriftresearch.org.
26. Verny, Thomas, and John Kelly. *The Secret Life of the Unborn Child.* New York:Dell Publishing, 1988.
27. Virtue, Doreen. *Angel Medicine.* Carlsbad, CA: Hay House, 2004.
28. Virtue, Doreen. *Healing with the Angels.* Santa Monica, CA: Hay House, 1999.
29. Virtue, Doreen. *Messages from Your Angels.* Carlsbad, CA: Hay House, 2002.

宇宙花園 16
量子天使療法——結合天使與能量療法的療癒科學
Quantum Angel Healing：Energy Therapy and Communication with Angels

作者：Eva-Maria Mora
譯者：黃寶敏
出版者：宇宙花園有限公司
e-mail：service@cosmicgarden.com.tw
網址：www.cosmicgarden.com.tw
通訊地址：北市安和路 1 段 11 號 4 樓
譯稿整理／編輯：張志華　內頁插圖：詹采妮（p.99, p.115）
內文排版：黃雅藍
印刷：鴻霖印刷傳媒股份有限公司
總經銷：聯合發行股份有限公司　電話：（02）2917-8022
二版一刷：2023 年 06 月　定價：NT$ 440 元
ISBN：978-986-06742-3-1

國家圖書館出版品預行編目（CIP）資料

量子天使療法：結合天使與能量療法的療癒科學／Eva-Maria Mora著；黃寶敏譯. -- 二版.
臺北市：宇宙花園, 2023.06
面；　公分. --（宇宙花園；16）
譯自：Quantum Angel Healing：Energy Therapy and Communication with Angels
ISBN 978-986-06742-3-1（平裝）

1. CST：另類療法　2. CST：健康法　3. CST：能量

418.995　　112009350